统计方法与应用专著丛书

老龄化背景下长寿风险度量与管理

王志刚　著

中国商务出版社
·北京·

图书在版编目（CIP）数据

老龄化背景下长寿风险度量与管理 / 王志刚著 . —
北京 : 中国商务出版社 , 2022.10
ISBN 978-7-5103-4527-2

Ⅰ . ①老… Ⅱ . ①王… Ⅲ . ①老年人—长寿—风险分析—中国②老年人—长寿—风险管理—中国 Ⅳ .
① R161.7

中国版本图书馆 CIP 数据核字 (2022) 第 200207 号

老龄化背景下长寿风险度量与管理

LAOLINGHUA BEIJING XIA CHANGSHOU FENGXIAN DULIANG YU GUANLI

王志刚　著

出　　版：中国商务出版社
地　　址：北京市东城区安外东后巷 28 号　　邮　编：100710
责任部门：教育事业部（010-64255862　cctpswb@163.com）
策划编辑：刘文捷
责任编辑：刘　豪
直销客服：010-64255862
总 发 行：中国商务出版社发行部（010-64208388　64515150）
网购零售：中国商务出版社淘宝店（010-64286917）
网　　址：http: //www.cctpress.com
网　　店：http: //shop595663922.taobao.com
邮　　箱：cctp@cctpress.com
排　　版：德州华朔广告有限公司
印　　刷：北京建宏印刷有限公司
开　　本：787 毫米 × 1092 毫米　1/16
印　　张：8.25　　字　数：148 千字
版　　次：2022 年 10 月第 1 版　　印　次：2022 年 10 月第 1 次印刷
书　　号：ISBN 978-7-5103-4527-2
定　　价：48.00 元

序

党的十八大以来，党中央坚持把教育作为国之大计、党之大计，做出加快教育现代化、建设教育强国的重大决策，推动新时代教育事业取得历史性成就、发生格局性变化。2018年8月，中央文件提出高等教育要发展新工科、新医科、新农科、新文科，把服务高质量发展作为建设教育强国的重要任务。面对社会经济的快速发展和新一轮科技革命，如何深化人才培养模式，提升学生综合素质，培养德智体美劳全面发展的人才是当今高校面对的主要问题。

统计学是认识方法论性质的科学，即通过对社会各领域海量涌现的数据的信息挖掘与处理，于不确定性的万事万物中发现确定性，为人类提供洞见世界的窗口以及认识社会生活独特的视角与智慧。面对数据科学技术对于传统统计学带来的挑战，统计学理论与方法的发展与创新是必然趋势。基于此，本套丛书以经济社会问题为导向意识，坚持理论联系实际，按照“发现问题—分析问题—解决问题”的思路，尝试对现实问题创新性处理与统计方法的实践检验。

本套丛书是统计方法与应用专著丛书，由内蒙古财经大学统计与数学学院统计学学科一线教师编著，他们睿智勤劳，为统计学的教学与科研事业奉献多年，积累了丰富的教学经验，收获了丰硕的科研成果，本套丛书代表了他们近几年的优秀成果，共12册。本套丛书涵盖了数字经济、金融、生态、绿色创新等多个方面的热点问题，应用了多种统计计量模型与方法，视野独特，观点新颖，可以作为财经类院校统计学专业教师、本科生与研究生科学研究与教学案例使用，同时可供青年学者学习统计方法及研究经济社会等问题学习与参考。

本套丛书在编写过程中参考与引用了大量国内外同行专家的研究成果，在此深表谢意。同时本套丛书的出版得到内蒙古财经大学的大力资助和中国商务出版社的鼎力支持，在此一并感谢。本套丛书作者基于不同研究方向致力于统计方法与应用创新研究，但受自身学识与视野所限，文中观点与方法难免存在不足，敬请广大读者批评指正。

丛书编委会

前言

联合国研究报告显示（United Nations，2021），全球人口平均寿命从1950年的48岁，提高到1980年的60岁，到2020年达到71岁。我国人口的预期寿命也体现出相同趋势，从新中国成立初期的40岁左右，提高到2010年的74.83岁，到2020年达到77.9岁。人口寿命延长成为普遍事实和趋势，这种趋势导致养老资产需求的增加，从而增加了养老资产的储备压力。这种由超预期的死亡率改善而引发的养老资产储备不足的风险被称为长寿风险。由于长寿风险与养老和养老资产准备密切相关，所以长寿风险度量与管理研究引起了学界和业界的广泛关注，成为养老金风险管理的重要研究课题。

自Nagnur（1986）提出长寿风险后，国外学者在风险建模、创新性风险管理等方面取得了许多有价值的成果，其中包括度量长寿风险常用的Lee-Carter和CBD等死亡率预测模型，以及利用资本准备、自然对冲、再保险、产品创新和长寿风险证券化市场转移等长寿风险管理方案。通过资本市场管理长寿风险有助于突破年金市场发展的资本束缚，因此受到了广泛认可。此后，学者们提出了生存债券、生存互换等长寿风险证券化产品。相应的长寿风险证券化市场也从无到有，发展成为最重要的新兴资本市场。

相比之下，国内相关领域的研究和实务进展均滞后于国外。虽然已经在长寿风险度量、管理、证券化及其定价等领域取得了一些有价值的成果，但这些研究成果多为对国外方法和理念的借鉴。在动态死亡率模型、长寿风险管理和长寿风险证券化市场建设等方面还需要开展适应中国实际的创新性研究。

本书在国内外研究基础上，沿着以下路径展开研究。首先，完善长寿风险建模方案，提高长寿风险度量准确度（参阅第2章、第3章、第4章）。其次，研究C-ROSS标准模型中长寿风险度量的技术细节和相应的资本要求（参阅第5章）。最后，研究了长寿风险管理方案（参阅第6章），并着重介绍了长寿风险证券化在长寿风险管理中的作用（参阅第7章）。

王志刚

2022年10月

目录

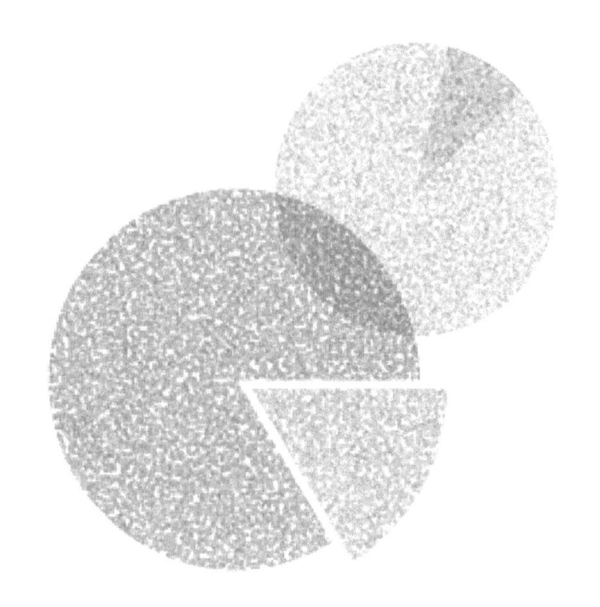

1 绪 论

长寿风险并不是立即就发生的灾难，而是在未来几十年徐徐到来的一个长期问题。

——《经济学人》(2012)

1.1 研究背景和研究价值

随着现代医学和公共卫生的进步，人类的平均寿命逐渐延长，这是一个全球性的趋势。人口寿命延长引起了广泛的关注和研究，在社会层面产生了深远的影响。一方面，人口寿命延长对社会和经济发展产生了积极影响。长寿人口增加了劳动力的持续供应，推动了经济的增长。但另一方面，人口寿命延长带来了一些潜在的挑战和问题。老龄化人口增加直接导致了社会养老服务和医疗资源供给的压力。此外，长寿还会影响社会保障系统的可持续性。需要为长寿人口提供更长时间的养老金和福利，这增加了养老资产的储备压力，产生了由于死亡率改善导致养老金资产储备不足的风险（长寿风险）。在这个背景下，研究由于人口寿命延长所导致长寿风险的度量便显得尤为重要。

在人口老龄化的背景下，中国亟待建立以基本养老保险为基础，企业年金和商业养老年金为补充的“三支柱”养老社会保障体系。依据国内相关研究，我国现行的基本养老保险提供的平均替代率约为45%，而平滑一生消费的充足替代率一般认为应该是70%左右。为此，1991年国务院颁发了《国务院关于企业职工养老保险制度改革的决定》，开始发展企业年金和商业养老年金，以满足相应的养老保障需求。

为了进一步促进养老保障体系建设，近年来国务院和多部委发布多项鼓励政策。2013年8月，中国保监会宣布将放开人身保险预定利率；此后，十八届三中全会发布的《中共中央关于全面深化改革若干重大问题的决定》明确提出要“制定实施免税、延期征税等优惠政策，加快发展企业年金、职业年金、商业保险，构建多层次社会保障体系”；同年12月，财政部、人保部和国家税务总局联合宣布从2014年1月起，将对企业年金、职业年金实施个人所得税递延纳税优惠政策；2014年8月，国务院印发《关于加快发展现代保险服务业的若干意见》，提出把商业保险建成社会保障体系的重要支柱，进一步促进完善养老保障体系建设；2019年12月，国务院常务会议提出“加快发展商业养老保险，提升商业养老保险和服务质量”等多方面举措，商业养老保险的发展受到密切关注；2020年，国务院办公厅发布的《关于建立健全养老服务综合监管制度促进养老服务高质量发展的意见》中提出“加强对金融机构开展养老服务领域金融产品、服务方式创新的监管”。党中央、国务院高度重视发展养老服务，构建健全的养老保障体系和养老服务综合监管制度。

MacMinn等（2006）、Stallard（2006）给出的长寿风险的定义：长寿风险是指个人或整体人群未来的平均实际寿命高于预期寿命而引发资产准备不足的风险。根据长寿风险定义，长寿风险可以从个体和总体两个层面来界定：个体长寿风险是指个人生存年限超过了预期年限而引发资产准备不足的风险；积聚长寿风险指总体人群的整体平均生存年限超过了预期年限而引发资产准备不足的风险。个体长寿风险可以通过参加相关养老保险计划进行风险分散、转移。积聚长寿风险是无法根据大数法则进行分散的系统性风险。本书将以积聚长寿风险为主要研究对象。

整体人群中的积聚长寿风险主要源于两种原因：一是养老资产管理机构对死亡率改善预期不足，实际留存人数高于预期留存人数引发资产准备不足的风险，本书将这种长寿风险称为趋势长寿风险；二是在对未来死亡率改善具有正确预期条件下，投保人群平均死亡率改善偶然高于总体人群的死亡率改善，实际留存人数高于预期留存人数引发资产准备不足的风险，本书将这种长寿风险称为波动长寿风险。

理论上，随着人口学研究的发展，可以得到越来越准确的死亡率预测结果，但迄今的实践证明，虽然人口学的研究不断进步，却尚未达到对死亡率改善准确预测的目标，因此在很长一段时间中，养老资产管理机构都将要面对趋势性[①]长寿风险。同时，养老保障人群作为总体人群的一个抽样，即使在死亡率预测准确的背景下，依然面对样本波动风险。

前文提及的两种长寿风险对养老保障体系中政府主导的社会养老保险（Fujisawa and Li，2012）、企业年金和商业年金都具有明显影响（祝伟、陈秉正，2012；王志刚 等，2014；D' Amato et al.，2012）。自Nagnur（1986）提出长寿风险后，长寿风险引发了学界和业界的广泛关注，使其成为养老金风险管理的重要研究课题。国外学者在风险建模、创新性风险管理等方面取得了许多有价值的成果。长寿风险证券化交易的证券市场[②]从无到有，从弱到强，快速发展成为重要的新兴资本市场。

国内相关领域研究和实务进展均明显滞后于国外。虽然已经在长寿风险度量、

①欧洲保险和职业养老金（European Insurance and Occupational Pensions Authority）在第二次定量测试中，将长寿风险分为波动风险（volatility risk）和趋势（或不确定）风险（trend/uncertainty risk），本书借鉴其定义，将长寿风险分为波动风险和趋势风险，参见EIOPA（2007）。

② Blake等（2013）将这个交易长寿风险和死亡风险证券化资产和债务的市场称为长寿风险证券化市场（Life Market），在第6章会有进一步论述。

管理、证券化及其定价等领域获得了一些有价值的研究成果，但这些研究成果多为对国外方法和理念的借鉴。在动态死亡率模型、长寿风险管理方案和长寿风险证券化市场建设等方面还需要开展适应中国实际的创新性研究。在实践中，退休时间的确定，商业年金产品的设计、定价、保单贴现和以房养老等工作的开展，都需要基于对长寿风险准确的度量和有效的管理。因此，完善长寿风险研究成果，特别是符合中国实际的创新性研究，具有着重要理论价值和实际意义。

1.2 文献综述

在可查阅的文献中，Nagnur（1944）较早关注到了加拿大人口数据中生存曲线矩阵化趋势，并在Nagnur（1986）论文中提出了长寿风险。2000年12月世界上最古老的人寿公司——衡平人寿（Equitable Life Assurance Society，简记ELAS）因长寿风险而被迫停止发展新业务（参见Blake et al.，2006a）的事件让长寿风险成为理论界和实务界广泛关注的对象，并且由此引发了关于长寿风险建模和管理的研究。为了应对长寿风险，Blake和Burrows（2001）提出了长寿风险证券化方案，得到市场和学界的关注，并在2008年金融危机席卷全球之时，涌现出许多新的长寿风险证券化的产品。

由于本书的研究内容涉及长寿风险建模和管理中的多个方面，每章研究问题侧重点不同，为此在每章都有针对性的完整文献评述，此处只对全文共同涉及的文献背景做一简要介绍。

1.2.1 长寿风险影响

寿命延长对于个人和社会都产生了巨大影响，公共养老金机构面临巨大给付压力（Fujisawa and Li，2012）。近些年，精算领域的一个重要问题就是人们现在活得比预期更久，超预期死亡率的下降给养老年金提供方带来了很大给付压力。依据Antolin和Blommestein（2007）的测算，在设定的利率和人口结构下，如果人口寿命在未来10年提高1.2岁，将使养老金支付增加约9%。并且，人口老龄化程度越高、利率越低，寿命延长对养老金支出增长的影响越大。而不幸的是，国际上权威机构对各国未来死亡率的预测结果往往都低于实际水平（Antolin and Blommestein，

2007)，从而低估了长寿风险对社会经济资源的冲击程度。Bauer和Weber(2007)使用仿真框架，研究了死亡风险和利率风险对养老保障体系的影响。研究显示，养老保障体系的风险主要来自总死亡率非预期变化（即长寿风险）。D'Amato等（2012）指出人口预期寿命延长使提供个人年金保险业务的保险公司面临很大的长寿风险，所以有必要对长寿风险度量进行研究。

1.2.2 长寿风险建模

长寿风险源于死亡率改善，近二十年出现的死亡率预测模型为长寿风险建模提供了有力支持。建模者根据研究目的，构建出了大量的死亡率预测模型，以动态死亡率模型为主，参见Lee和Carter(1992)、Booth等（2002)、Cairns等（2006)、Currie(2006)、Yang等（2010)、Aro和Pennanen(2011)、Hunt和Blake(2014)。

国内对于死亡率预测模型研究起步较晚。研究成果主要体现为使用国外研究成果解决中国问题，包括卢仿先和尹莎（2005)、祝伟和陈秉正（2008)、黄顺林和王晓军（2010)、金博轶（2012)、胡仕强（2015)、尚勤等（2012）等。模型理论研究较少，王洁丹等（2013）和田今朝（2007）等在构建新模型方面做了一些有益的探索性研究。随着国外动态死亡率模型研究成果的丰富，王晓军和蔡正高（2008）对主要模型进行了归纳总结；此外，王志刚等（2016)、赵明和王晓军（2020）探讨了多人口死亡率建模；王晓军和黄顺林（2011）使用贝叶斯信息准则与似然比检验评价了不同死亡率模型对中国数据的拟合效果。

考虑到主要动态死亡率模型都是国外学者针对其特定的研究目的和对象进行构建的，因此对于我国人口死亡率的研究，不应该仅仅停留在对国外模型的引入上，而更应该深入了解模型构建机理，洞察不同模型拟合能力差别根源所在，根据研究目标，选择或构建合适的死亡率模型。

在综合考虑中国死亡率数据基础、模型拟合效果、待估参数数量以及模型的公信力（主要考虑未来建立生存指数的市场接受程度）等因素后，本书选定应用最为广泛的、一个主成分的Lee-Carter模型作为中国人口死亡率数据拟合模型。该模型也被业界和学界作为死亡率数据拟合模型，其中包括联合国人口司、美国人口普查局、美国社保局、LLMA等政府组织和金融机构。国内外学者使用该模型做了大量实证研究，例如Lee和Carter(1992)、Lee(2000)、卢仿先和尹莎（2005)、祝伟和陈秉正（2012)、杜鹃（2008)、韩猛和王晓军（2010）等使用该模型研究了美国和中国人口死亡率数据的变动规律。

但Lee和Carter（1992）提出的Lee-Carter模型只讨论了针对单一人群建模，同时在构建预测区间时只利用了影响m_{tx}方差主要因素的波动信息，没有考虑全部波动信息。因此建立多元Lee-Carter模型和完善理论研究成果是Lee-Carter模型的一个研究趋势。

Yang（2011）和Yang（2013）尝试将广泛存在的死亡率相关性纳入模型中，建立了多元Lee-Carter模型。但Yang（2011）和Yang（2013）对模型的设定并不完善，例如Yang（2011）设定不同人群的死亡率改善完全一致，并不符合实际情况，此后Yang（2013）改进为选用协整描述死亡率变动过程中体现出的同步性，这就暗示不同死亡率改善进程中具有因果关系。而实际中，死亡率改善进程中同步性应该是社会、医疗和经济条件共同影响下的结果，具有相关性，但彼此之间没有因果关系，所以假设为协整关系也不够恰当，有必要改善假设条件，构建新的模型。关于Lee-Carter模型的理论分布函数、期望和方差等分布特征，也缺乏针对性的完整研究。

1.2.3 长寿风险管理

风险管理方法有四种：1.风险规避；2.风险控制；3.风险留存；4.风险转移。

风险规避是指保险公司通过对投保者的甄别，实行差额保费，但这样做的成本较高，效果无法控制，同时还会引发消费者和政府的不满，不是有效的长寿风险管理方案，因此这方面的文献研究较少。

风险控制是指通过保单结构设计，调整保单池中被保险人群的性别、年龄、经济、社会结构，使得保单池的整体长寿风险变小。De Waegenaere等（2010）提出通过产品设计管理长寿风险。多样化的产品设计、恰当的产品结构比例在理论上可以有效地控制长寿风险，甚至消除长寿风险，但是最优化条件是否能够达到，最优化假设是否合理，最优化结果是否稳健，以及高昂的运营成本限制了该方案的实际效果，并且该方案没有从根本上打破资本匮乏对保险公司发展、扩张的束缚。

风险留存是指保险公司已经意识到风险的存在，由于主观或是客观的原因，保险公司决定自己承担长寿风险，为此保险公司就要为长寿风险准备相应的资本。资本要求取决于长寿风险度量结果，因此受到假设条件、模型选择、风险容忍度大小的影响。欧洲保险和职业养老金管理局（EIOPA），在最后一轮定量测算（QIS5）中要求保险公司的资本储备能够抵御长寿风险20%的负向变动冲击（CEIOPS ，2010）（参见5.3.1），同时鼓励有条件的公司建立适应公司特点的内部模型，计算恰当的偿付能力要求。考虑到年金保险的市场规模，保险公司为了应对死亡率变动需要准备大量的资本，在保险公司资本金短期内无法快速增长的情况下，将会极大地限制公司业务扩张能力，而且保险公司本身是风险经营者，而非最终承担者，所以保险公司只应该保留适度的长寿风险，风险留存并不是管理长寿风险的全部方案。

除了监管机构给出的长寿风险资本要求的监管标准外，学者们在长寿风险度量上做了广泛的探讨，其主要研究成果常常和动态死亡率建模一起被提出，研究成果比较丰富，这里仅介绍一些有代表性的研究成果。统计视角下的长寿风险度量方案就是根据年金负债的概率分布计算相应的分位数，例如Plat（2011）使用CBD扩展模型度量了短期长寿风险，Richards等（2013）基于VaR构建了趋势长寿风险度量框架，Olivieri（2001）、Brouhns等（2002）、Dowd等（2006b）、Cossette等（2007）、Denuit等（2007）也做了相近的研究；另一种方法是使用资产负债比度量长寿风险，例如Hári等（2008）用该方法度量了个人长寿风险和系统长寿风险。

国内关于长寿风险度量的研究有：王晓军和黄顺林（2011）对我国养老保险个人账户在领取阶段的长寿风险的度量；祝伟和陈秉正（2008）、杜鹃（2008）对商业年金中趋势性长寿风险的度量；祝伟和陈秉正（2012）、金博轶（2012）、王志刚等（2014）、赵明和王晓军（2015）对商业年金中波动性长寿风险的度量，穆怀中和李辰（2020）对个人账户的长寿风险做了度量。

迄今，国内长寿风险度量都是针对单一人群的度量，没有考虑相关性的影响，而新一代监管标准（例如Solvency Ⅱ，参见5.3.1），明确要求在度量整体长寿风险时，考虑不同保单组合的死亡率变动相关性对保单组合长寿风险度量的影响，因此构建长寿风险整体度量方案是一个有价值的研究方向。

风险转移是指保险公司将风险转移给风险偏好不同的其他机构或个人。一个最直接的风险转移方法就是提高年金保费，将长寿风险转移给被保险人。但这会降低产品竞争力，同时违背精算公平原则，也会由于信息不对称（Biffis and Blake，2010）和逆选择（Heijdra and Reijnders，2012）明显影响风险转移效果。此外，Meyricke和Sherris（2013）研究了通过再保险风险转移机制管理长寿风险。但是受到再保险公司资产规模限制，同时，再保险公司也是风险的管理者，而非风险的最终承担者，通过再保险转移长寿风险的能力也是有限的。

当再保险公司无法接收大量长寿风险时，此时保险公司可以考虑以证券化和风险对冲方式来控制长寿风险。Blake和Burrows（2001）在Robert Goshay和Richard Sandor保险风险证券化概念理论指导下，第一次提出通过长寿风险证券化产品，将长寿风险转移到长寿风险证券化市场上。长寿风险证券化市场具有充裕的资金和多元化的投资风险偏好，比较适合长寿风险转移。

长寿风险证券化市场理论的提出，得到了学界和业界的关注。Blake和Burrows（2001）、Dowd（2003）、Blake等（2006a）、Blake等（2006b）、Blake等（2013）提出了多种对冲长寿风险的工具，包括长寿风险债券、互换远期等产品形态。Coughlan等（2007）提出q型远期，由于其长寿风险对冲效果较好，信用风险低，成为长寿风险证券化市场中最为活跃的产品之一。

国内谢世清（2011）介绍了包括附保证变额年金、长期护理保险、反向抵押贷款在内的三种现有长寿风险创新管理方案。此后，针对长寿风险证券化的讨论包括谢世清和赵仲匡（2014）、谢世清和姚维佳（2014）、蔡正高和王晓军（2009）、段白鸽（2019）。在通过产品创新管理长寿风险方面，其中包括讨论使用联合养老金（姜山，2010）和变额年金（王旭和邱华龙，2011）管理长寿风险。黄顺林和王晓军（2011）、金博轶（2013）在不同利率条件下，研究了利用自然对冲管理长寿风险。

长寿风险证券化市场产品定价方法主要包括：风险中性方法，Wang变换和夏普比率规则三种（参见Denuit et al.，2007；Bauer et al.，2010；LeiblerKogure and Kurachi，2010；Li，2010；Li and Hardy，2011；Wills and Sherris，2010；Deng et al.，2012；Yang and Wang，2013；Chuang and Brockett，2014；Yang et al.，2015）。国内研究方法与国外研究方法保持一致（参见尚勤 等，2013；田梦、邓颖璐，2013；谢世清，2014；胡仕强，2015a；钱进，2019；刘会成，2019）。

1.3 章节结构

本书共包含7章，第1章为绪论部分，第2章到第7章为本书的正文部分。正文部分主要内容分为长寿风险度量和长寿风险管理两大部分。第2章到第5章是长寿风险度量部分。长寿风险度量分为对内部模型和标准模型研究两部分，其中，第2章、第3章、第4章是对内部模型相关研究的完善和扩展。第5章基于2016年实施的C-ROSS中给定的标准模型，度量了我国保险公司的长寿风险资本要求。第6章和第7章是长寿风险管理部分。第6章概括介绍了不同长寿风险管理方案，通过长寿风险证券化市场管理长寿风险，能够有效解决年金市场发展中的资金束缚。第7章主要讨论了通过长寿风险证券化市场管理长寿风险的方案，涵盖的长寿风险管理工具包括：长寿风险债券、长寿风险互换和长寿风险远期。具体安排如下：

第1章，绪论。阐述研究的背景和意义，对相关问题的国内外研究进行综述，简述本书的研究内容和结构等。

第2章，Lee-Carter死亡率理论分布及其预测区间。本章在文献研究的基础上，完善了Lee-Carter模型预测值的期望、方差和分布函数的理论推导，给出了Lee-Carter模型理论分布和区间预测表达式，为相关研究提供了可靠的理论依据。

第3章，单个总体长寿风险度量。本章将基于更新的中国人口死亡率数据，建立Lee-Carter随机死亡率预测模型，并利用Bootstrap方法扩展得到相应的分布函数，测算长寿风险在险价值。

第4章，整体留存人数预测。本章将改善多元Lee-Carter模型设定条件，建立新的多元Lee-Carter模型，并使用Bootstrap技术，构建了保单组合整体留存人数预测模型，为保单组合整体风险度量和偏差风险度量提供技术支持。

第5章，长寿风险资本要求。2016年作为C-ROSS实施的元年，为长寿风险度量提供了重要参考和强制标准。本章在对C-ROSS长寿风险度量标准模型中技术细节探讨的基础上，计算长寿风险资本要求的官方标准，评价了风险覆盖能力，并和欧盟Solvency Ⅱ做了比较，提出了进一步完善技术细节的建议。

第6章，长寿风险管理。本章简述了不同的长寿风险管理方案，其中包括提高产品覆盖范围的再保险方案；利用不同寿险产品风险方向不同进行产品创新；在介绍资本市场转移长寿风险的长寿风险证券化时，讨论了可行性、潜在交易方，以及面临的其他风险。

第7章，长寿风险证券化产品。本章介绍了长寿风险证券化市场上几个主要的长寿风险证券化产品（包括长寿债券、长寿互换和长寿远期），讨论了每种产品的运行机制、定价方案、实例产品和特点。

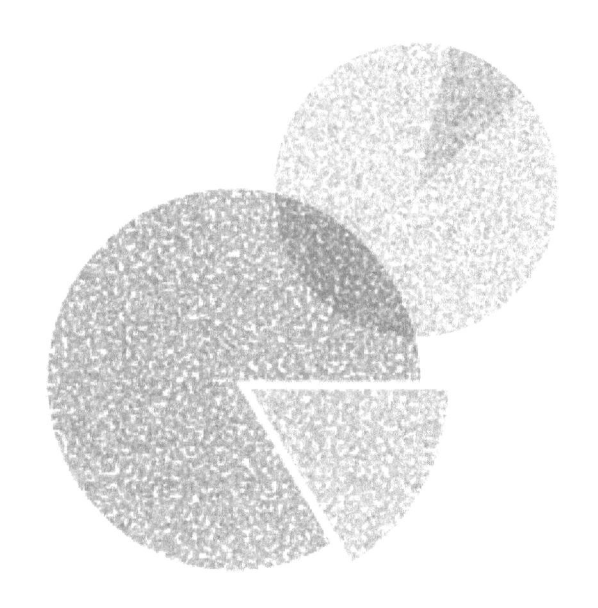

2 Lee-Carter死亡率理论分布及其预测区间

Lee-Carter模型被众多政府和研究机构广泛采用，但关于Lee-Carter模型的理论分布函数、期望和方差等分布特征，缺乏针对性的研究。本章对Lee-Carter模型进行了完整的理论研究，给出了完整的Lee-Carter模型理论分布和区间预测表达式，为后续研究提供了支撑。定量对比研究显示：现行的 Lee-Carter预测区间估计方法得到的预测区间偏窄，估计精度不足，对长寿风险存在低估；在短期预测时，这种低估更明显。因此，本章提供的模型对风险的估计更加准确。

2.1 引言

Lee-Carter模型以具有参数较少、参数实际意义明显、适于定量测量的优点而成为国内外学者和研究机构对死亡率预测的首选模型，被广泛应用于死亡率预测、长寿风险度量及管理等领域。联合国人口司、美国人口普查局和美国社保局均采用Lee-Carter模型预测未来的人口死亡率。本书在综合考虑中国死亡率数据质量、模型拟合效果以及模型公信力等因素后，选取一个主成分的Lee-Carter模型作为本书基础模型。

Lee-Carter模型是正在快速发展的长寿风险证券化市场中的基础模型，是构建新一代的长寿风险对冲交易标的——趋势生存指数的首选模型之一。因此，Lee-Carter模型不仅在现阶段人口和死亡率研究上具有重要影响，并将在未来的长寿风险证券化市场上扮演重要角色。此时，无论是为了与国际研究相接轨，还是为了未来参与国际长寿风险资本市场交易的需要，对被广为认可和作为市场交易标准的Lee-Carter模型做完整的理论研究就非常必要。

在统计学视角下，估计结果的准确性受到模型设定、参数估计结果等因素的影响，当被广为接受的Lee-Carter模型作为标准模型确定下来后，加之在长寿风险资本市场中进行交易时，为了保证交易公平，要求模型参数估计结果所依赖的数据、方法也是公开的，模型设定错误、参数估计偏差对结果的影响就会超出了讨论范围。此时理论研究的重点落在通过Lee-Carter模型获得未来的死亡率分布和区间预测结果上，该结果可以用于波动性生存风险和长寿风险的度量。

Lee和Carter在1992年首次提出Lee-Carter模型时，并没有完整、详细地讨论死亡率预测区间的构建方法，只给出了死亡率m_{tx}的点估计方法和利用κ_t波动误差构造死亡率预测区间的方法，该方法只利用了方差的主要影响因素波动信息，没有使用全部影响因素波动信息，这个理论缺陷会引发低估风险的可能。

Lee和Carter(1992) 研究框架和结果对后期的实证研究产生了明显的影响。此后，Lee(2000) 在对0岁人口的余寿区间估计时，同样没有使用全部影响因素波动信息。国内研究也体现出相似特征，或者是只给出点估计，例如：杜鹃（2008）运用Lee-Carter模型和年金精算模型对我国面临的长寿风险进行了定量分析，只给出了点预测结果，没有给出区间预测结果；或者是使用部分方差信息构建区间预测，例如韩猛和王晓军（2010）利用Girosi和King(2007) 介绍的双随机Lee-Carter模型，结合中国死亡率数据计算了预测区间，但区间估计只考虑了时间相关项κ_t对估计精度的影响，没有考虑全部影响因素，从而构造的预测区间也存在风险低估。

Shang等（2011）讨论了包括原始Lee-Carter模型在内的10个动态死亡率模型区间预测的理论形态，但是并没有给出（具有中国人口死亡率数据变动特点的）Lee-Carter模型具体区间预测结果。考虑到Lee-Carter模型在人口和社会学中的广泛应用，因此有必要给出一个清晰、准确的解析式，这有助于相关领域非统计专业学者正确使用Lee-Carter模型，从而做出准确的死亡率预测及其相应的风险评估。

为了弥补广泛应用的Lee-Carter模型在理论分布和区间预测研究方面存在的缺失，本章将从理论上完善Lee-Carter模型的研究成果，推导预测区间计算公式，并基于中国人口死亡率数据，给出死亡率预测的区间估计，定量研究现有方法对死亡率区间预测存在的潜在风险低估。

2.2 理论分布和数字特征

2.2.1 理论分布

在Lee和Carter(1992) 构建的一个主成分Lee-Carter模型中包括一个非参数项年龄α_x，一个非参数时间项κ_t和一个非参数死亡率改善系数项β_x，根据研究结果，Lee-Carter模型分解为以下两部分：

第一部分：

$$m_{x,t}=\exp(\alpha_x+\beta_x\kappa_t+\varepsilon_{x,t}),\ \text{其中：}\ \varepsilon_{x,t}\sim N(0,\sigma_{x,t}^2) \tag{2.1}$$

第二部分：κ_t项通常设定为带漂移项ARIMA（0，1，1）[①]：

$$\kappa_t=\kappa_{t-1}+e_t+c+\theta e_{t-1},\ \text{其中：}\ e_t\sim \mathrm{N}(0,\ \sigma_e^2) \tag{2.2}$$

因为$e_t\sim \mathrm{N}(0,\ \sigma_e^2)$，根据正态的可加性，$\kappa_t$也服从正态分布，且在初始值$E(\kappa_0)=0$时，可以证明第$t$期的期望为$E(\kappa_t)=ct$，方差为$\mathrm{var}(\kappa_t)=t(1+\theta)^2\sigma_e^2$（证明详见附录3.A）。可见，$\kappa_t$的期望有随预测期变大而远离中心的趋势，方差也随时间增加逐渐增大，增大速度与t同阶，相应的标准差增大速度与$\sqrt{t}$同阶。因此κ_t序列是一个服从变参数的正态分布，其分布表达式为：

$$\kappa_t\sim N(E(\kappa_0),\ t(1+\theta)^2\sigma_e^2) \tag{2.3}$$

在（2.1）式中，α_x和β_x是与年龄有关的变量，在模型中处于参数的位置，不考虑模型设定错误（包括参数估计错误）的情况下，它不对κ_t的分布产生影响，因此$m_{x,t}$分布主要受κ_t与$\varepsilon_{x,t}$影响。根据前面的讨论和假设，κ_t与$\varepsilon_{x,t}$都服从正态分布，依据正态分布可加性，对数死亡率$\ln(m_{x,t})=\alpha_x+\beta_x\kappa_t+\varepsilon_{x,t}$也服从正态分布。

2.2.2 数字特征

不同年龄组，α_x和β_x的取值通常不同，由于同时受参数α_x，β_x和随机变量κ_t，$\varepsilon_{x,t}$的影响，对数死亡率$\ln(m_{x,t})$函数的数字特征变得较为复杂，为了更加清晰地展现$\ln(m_{x,t})$的期望、方差随时间变动的特征，我们首先在假定年龄不变的情况下讨论$\ln(m_{x,t})$的分布特征，再将研究拓展到年龄随时间变动的情况。

（1）年龄固定时，$\ln(m_{x,t})$的分布和数字特征

假定年龄固定，即年龄x不与t同步增长。在实践中，寿险公司使用静态生命表定价和评估，正是属于这种情形。当x固定时，式（2.1）（2.4）中的α_x和β_x为常量，根据$\kappa_t\sim N(E(\kappa_0),\ t(1+\theta)^2\sigma_e^2)$，和$\varepsilon_{x,t}\sim N(0,\sigma_{x,t}^2)$，可以证明$\ln(m_{x,t})$的期望为：

$$E(\ln(m_{x,t}))=\alpha_x+\beta_x(\kappa_0+tc) \tag{2.4}$$

方差为（相关证明见附录2.A）：

$$\mathrm{var}(\ln(m_{x,t}))=\beta_x{}^2t(1+\theta)^2\sigma_e^2+\sigma_{x,t}^2 \tag{2.5}$$

相应的，$\ln(m_{x,t})$服从正态分布，表达式为：

$$\ln(m_{x,t})\sim N(\alpha_x+\beta_x ct,\sigma_{x,t}^2+\beta_x{}^2t(1+\theta)^2\sigma_e^2) \tag{2.6}$$

---

① 虽然此处限定了κ_t项的具体表达式，但是后面的研究框架并不限于该情形，可以推广到其他情形。

（2.4）式显示$\ln(m_{x,t})$期望有随预测期变大而远离中心的趋势。(2.5）式显示$\ln(m_{x,t})$的方差不但源于时间项κ_t变动方差，同时$\varepsilon_{x,t}$波动性$\sigma^2_{x,t}$也会对$\ln(m_{x,t})$方差产生影响。现有文献在构建预测区间时只涵盖了（2.5）式$\beta_x{}^2 t(1+\theta)^2\sigma_e^2$部分，忽略掉了$\sigma^2_{x,t}$对方差的影响。在理论上，这样做将会低估方差，造成预测区间变窄，从而无法达到所设定的概率要求。在风险管理领域，体现为风险准备金不能满足风险管理要求。

（2）年龄变动时，$\ln(m_{x,t})$的分布和数字特征

前文为了简化问题，讨论年龄固定时$\ln(m_{x,t})$的分布和数字特征，这里进一步研究年龄x随时间t同步变动时，$\ln(m_{x,t})$的分布和数字特征，$m_{x,t}=\exp(\alpha_x+\beta_x\kappa_t+\varepsilon_{x,t})$中$\alpha_x$和$\beta_x$将随时间$t$取不同的值，在不考虑估计误差的情况下，$\alpha_x$和$\beta_x$可以看作是普通变量，其取值与$\kappa_t$无关，这样，前文的推导过程依然成立，只是随时间$t$变动，$x$也同步变动时，对应的变量$\alpha_x$和$\beta_x$会取不同的值，此时得到与上面相近的结论，即对数死亡率仍然服从正态分布，其表达式为：

$$\ln(m_{x,t})\sim N(\alpha_x+\beta_x ct,\ \sigma^2_{x,t}+\beta_x{}^2 t(1+\theta)^2\sigma_e^2) \tag{2.7}$$

相应的期望和标准差分别为：

$$E(\ln(m_{x,t}))=\alpha_x+\beta_x(\kappa_0+tc) \tag{2.8}$$

和

$$\operatorname{var}(\ln(m_{x,t}))=\beta_x{}^2 t(1+\theta)^2\sigma_e^2+\sigma^2_{x,t} \tag{2.9}$$

可以注意到（2.8）式和（2.5）式虽然形式相同，但（2.8）式中的α_x和β_x不再是一个常数，其取值将随时间t变动而变动。

2.3 点估计和区间估计

确定了$\ln(m_{x,t})$的分布和数字特征后，$m_{x,t}$的分布函数和期望、方差等分布特征也随之确定下来，假定模型$m_{x,t}=\exp(\alpha_x+\beta_x\kappa_t+\varepsilon_{x,t})$在未来预测期内仍然成立，则进一步可以得到死亡率$m_{x,t}$的区间预测。

值得注意的是，如本章引言所述Lee和Carter（1992）文献中并没有完整、详细地讨论死亡率预测区间的构建方法，只给出了死亡率$m_{x,t}$的点估计方法和利用κ_t波动误差构造死亡率预测区间的方法，该方法只利用了死亡率$m_{x,t}$方差主要影响因素的波动信息，而没有使用全部影响因素的波动信息，这个理论缺陷会引发风险低估的

可能，对实际应用中死亡率风险估计产生不利影响。

此后Blake等（2008）使用Bootstrap方法，以Lee-Carter模型为基础构建了死亡率预测区间。理论上，使用Bootstrap方法得到的结果可以一致逼近准确解，但在实际应用中仍可能存在误差，并且计算效率低于理论求解方案，因此Bootstrap方法通常作为理论验证，或者是理论补充。考虑到Lee-Carter模型在人口和社会学中的广泛应用，下文给出一个清晰准确的解析式。

2.3.1 点估计

依据样本数据采用相应的估计方法[①]得到参数α_x，β_x，κ_t，c，θ的估计值，记为$\hat{\alpha}_x$，$\hat{\beta}_x$，κ_t，$\hat{c}$，θ，此时在未来第t年死亡率的点估计为：

$$\ln(\hat{m}_{x,t}) = \hat{\alpha}_x + \hat{\beta}_x ct \tag{2.10}$$

相应估计值的期望为$E(\ln(\hat{m}_{x,t}))=E(\hat{\alpha}_x + \hat{\beta}_x c(t))=\alpha_x + \beta_x \kappa_t=E(\ln(m_{x,t}))$，因此$\ln(\hat{m}_{x,t})$是$E(\ln(m_{x,t}))$的无偏估计值，可以作为$E(\ln(m_{x,t}))$预测区间的中心。同时对于随机变量$\ln(m_{x,t})$，注意到

$$E(\ln(\hat{m}_{x,t}))=E(\hat{\alpha}_x + \hat{\beta}_x \mathrm{c}(t))=\alpha_x + \beta_x \kappa_t=\ln(m_{x,t}) - \varepsilon_{x,t} \tag{2.11}$$

所以$E(\ln(\hat{m}_{x,t})) \neq \ln(m_{x,t})$，但是由于$E(\ln(\hat{m}_{x,t}) - \ln(m_{x,t})) = E(\varepsilon_{x,t}) = 0$，即$E(\ln(\hat{m}_{x,t})) = E(\ln(m_{x,t}))$，所以用$\ln(\hat{m}_{x,t})$作为$\ln(m_{x,t})$预测区间中心也是合理的。因为ln为严格单调增函数，对应的$\hat{m}_{tx}$可以作为$m_{x,t}$的点估计，即未来t时刻$m_{x,t}$的预测值为：

$$\hat{m}_{x,t} = \exp(\hat{\alpha}_x + \hat{\beta}_x ct) \tag{2.12}$$

2.3.2 区间估计

根据$E(\ln(\hat{m}_{x,t}))=\alpha_x + \beta_x \kappa_t$和$\mathrm{var}(\ln(\hat{m}_{x,t})) = \hat{\beta}_x{}^2 t(1+\theta)^2 \sigma_e^2 + \sigma_{x,t}^2$（相关证明详见附录A），可以得到$\ln(\hat{m}_{x,t})$的分布函数：

$$\ln(\hat{m}_{x,t}) \sim N(\hat{\alpha}_x + \hat{\beta}_x \hat{c}t,\ \beta_x{}^2 t(1+\theta)^2 \sigma_e^2 + \sigma_{x,t}^2) \tag{2.13}$$

在置信水平为1–p时，$m_{x,t}$等尾预测区间为（证明详见附录A中）：

① 常用的估计方法包括SVD，最小二乘，加权最小二乘，极大似然估计。由于这不是本书重点就不在此展开叙述了，详情可以参阅：李志生，刘恒甲.Lee-Carter死亡率模型的估计与应用：基于中国人口数据的分析[J].中国人口科学，2010(3)：46–56，111.

$$\left[\exp\left(\hat{\alpha}_x+\hat{\beta}_x(t\hat{c})-z_{\frac{p}{2}}\sqrt{\hat{\beta}_x{}^2t(1+\hat{\theta})^2\hat{\sigma}_e^2+\hat{\sigma}_{x,t}^2}\right),\right.$$
$$\left.\exp\left(\hat{\alpha}_x+\hat{\beta}_x(t\hat{c})+z_{\frac{p}{2}}\sqrt{\hat{\beta}_x{}^2t(1+\hat{\theta})^2\hat{\sigma}_e^2+\hat{\sigma}_{x,t}^2}\right)\right] \tag{2.14}$$

为了描述方便，称这种考虑全部影响因素，利用式（2.14）估计预测区间的方法，本书称为全因素预测区间估计方法（下文简称为全因素估计方法）。

2.3.3 预测区间比较

在国内实证研究的论文中，常见的做法是在给出点估计结果后，直接给出对应的预测区间结果，没有给出相关的计算公式和过程。韩猛（2011）在博士论文中明确说明其研究只考虑死亡率时间项κ_t拟合误差对预期寿命的影响，而忽略了在Lee-Carter模型建模中参数估计（和模型随机性）[①]所产生误差的影响。依据相关文献，结合本书的推导，可以得到相应文献中预测区间估计的表达式：

$$\left[\exp\left(\hat{\alpha}_x+\hat{\beta}_x(t\hat{c})-z_{\frac{p}{2}}\sqrt{\beta_x{}^2t(1+\theta)^2\sigma_e^2}\right),\right.$$
$$\left.\exp\left(\hat{\alpha}_x+\hat{\beta}_x(t\hat{c})+z_{\frac{p}{2}}\sqrt{\beta_x{}^2t(1+\theta)^2\sigma_e^2}\right)\right] \tag{2.15}$$

对于这种只考虑主要影响因素，利用式（2.15）进行预测区间估计的方法，本书称为主因素预测区间估计方法（下文简称为主因素估计方法）。通过比较式（2.14）和式（2.15），可以发现两式主要区别体现在式（2.14）使用了全部因素误差信息，而式（2.15）只使用了部分因素误差信息，因此式（2.15）比式（2.14）少了前文$\ln(m_{x,t})$方差讨论中提及的$\ln(m_{x,t})$波动项$\sigma_{x,t}^2$。如果在预测区间构造时，遗漏波动项$\sigma_{x,t}^2$，会造成怎样的影响呢？下面将从三个角度进行展示：1.固定α_x和β_x时，$\sigma_{x,t}^2$对$\ln(m_{x,t})$预测方差的影响；2.对于固定年龄组人群，研究利用主因素估计方法构造预测区间产生偏差随时间的变动规律；3.在同一预测时间下，研究在不同年龄组中，利用主因素估计方法得到预测区间的精度。

（1）固定α_x和β_x时，$\sigma_{x,t}^2$对$\ln(m_{x,t})$预测方差的影响

式（2.14）显示$\mathrm{var}(\ln(m_{x,t}))$取值受$\beta_x$，$t$，$\theta$，$\sigma_e^2$以及$\sigma_{x,t}^2$的影响，因此忽略$\sigma_{x,t}^2$对方差的影响也会随参数$\beta_x$，$\theta$，$\sigma_e$和预测时间$t$的取值不同而不同，下文引入一个

① 笔者根据文意添加。

实例说明忽略$\sigma_{x,t}^2$可能带来的影响①。

为了直观解释忽略$\sigma_{x,t}^2$对方差产生的影响，书中构建一个比例系数k：$k=\frac{\sigma_{x,t}^2}{\beta_x{}^2t(1+\theta)^2\sigma_e^2+\sigma_{x,t}^2}$，该值表示忽略$\sigma_{x,t}^2$可能带来的风险低估比例，$k$的取值在[0，1]区间内。以2020年一组60～64岁组人群为例，预测期设定为t=20时，代入相应的参数，可以得到未来20年内60～64岁组人群，在忽略$\sigma_{x,t}^2$时引起的死亡率预测区间低估的比例（详见表2-1）。

表2-1　$\sigma_{x,t}^2$在整个方差中的占比表

预测时间	$\sigma_{x,t}^2$占比	预测时间	$\sigma_{x,t}^2$占比
1	0.5539	11	0.1014
2	0.3951	12	0.0982
3	0.2927	13	0.0872
4	0.2462	14	0.0853
5	0.1989	15	0.0764
6	0.1788	16	0.0755
7	0.1506	17	0.0681
8	0.1404	18	0.0677
9	0.1212	19	0.0613
10	0.1155	20	0.0613

资料来源：作者计算所得。

计算结果显示，在$\ln(m_{x,t})$的方差$var(\ln(m_{x,t}))$估计中，虽然$\sigma_{x,t}^2$占比随时间t的增大而减小，但其占比一直不可忽视。

表2.1中数据显示，在10年内的预测中，这个误差占比将超过10%，在20年内的预测中，误差占比超过5%。因此$\sigma_{x,t}^2$对$var(\ln(m_{x,t}))$估计精度有较大影响，现有文献只使用$\beta_x{}^2t(1+\theta)^2\sigma_e^2$部分，忽略$\sigma_{x,t}^2$部分会带来风险低估，特别是在计算高尾分位数值时（如95%的VaR值和99.95%偿付能力额度），这样的误差可能是灾难性的。

（2）随预测时间变动产生的偏差

将估计结果带入（2.14）和（2.15）分别得到主因素和全因素两种预测区间估计结果（如图2-1所示）。图中实线部分为本书方法构造的预测区间，虚线部分展示了现有方法构造的预测区间。可见，两种方法得到的预测区间范围存在一定的差异，

① 逻辑上在最后评价忽略$\sigma_{x,t}^2$造成的最终影响效果会更加合理，但是由于后面研究的深入，影响因素增加，使得评价忽略$\sigma_{x,t}^2$带来的影响不如此处直观、明显。

区间范围差异比值随着预测时间的增大而逐渐减小。

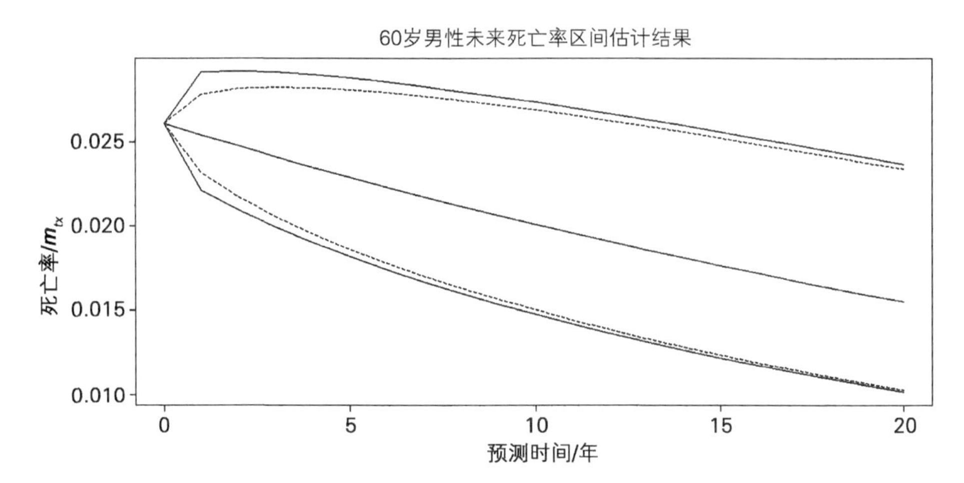

图 2−1 全因素方法和主因素方法构建预测区间估计结果比较图

资料来源：作者计算所得。

注：实线部分为本书方法构造的预测区间，虚线部分展示了现有方法构造的预测区间。

（3）两种预测区间的比较

由前文分析可知，两种区间预测方法产生的偏差随预测时间的延长而减小，因此其影响在短期预测和中长期预测中是不同的。本书将短期时间设定为5年，中长期时间设定为15年。结果显示：两种不同估计方法得到的预测区间全部存在差异。但是在不同年龄组（$\hat{\beta}_x$取值不同）的影响不同。

主因素估计方法得到的预测区间对死亡率波动应对能力存在不足，对于死亡率改善较小（$\hat{\beta}_x$取值较小）的年龄组更为明显。根据Holzmann等（2012）研究结果，国际上死亡率改善一般经验为：死亡率改善首先出现在婴幼儿阶段，然后转向到青年人群，继而转向到正在工作的中年人群，随后会转向老年退休人群，最后出现在老年人群中的高龄人群。根据中国死亡率数据计算得到的β_x估计结果，中国死亡率改善主要发生在中青年阶段，老龄人群（特别是其中的高龄人群）死亡率改善较小。在短期预测时，主因素预测区间对75 ~ 79岁和80 ~ 84岁两组人群的风险低估比例最大。用风险发生频率表示，为应对20年一遇的风险，使用主因素预测区间估计方法得到的预测区间，实际上只能覆盖三四年发生一次的事件。如果养老资产管理公司依此建立长寿风险资金储备，将因无法有效覆盖风险，而面临偿付能力不足的风险。

在中长期预测时，19个不同年龄组预测区间的估计结果。可见，虽然两种估计方法构造的预测区间存在差异，但这种差异出现了改善，在中青年人群可以基本满足风险管理目标，但是对于45岁以上人群组，现有方法构建的预测区间，其风险应对能力依然低于设定目标，对于75～79岁和80～84岁两组高龄人群，其风险应对能力依然不足，依此建立起来的资产储备无法满足风险管理设定的要求。

2.4 小结

鉴于死亡率预测模型的重要作用，以及现有研究方法中，由于遗漏 Lee-Carter 模型中波动影响因素，而可能引发的风险低估，为满足保险主体准确度量风险的要求，本章首先理论推导了时间项κ_t理论分布和数字特征；其次理论推导了死亡率$m_{x,t}$的分布函数和数字特征，以及相应的点预测和区间预测的表达式，系统阐释了Lee-Carter模型中死亡率变动原因和影响因素，并依此构建了死亡率理论分布和预测区间。

理论研究结果显示：主因素估计方法因为遗漏了$\sigma_{x,t}^2$波动项对预测区间的影响，通过其得到的预测区间会低估风险。同时，使用中国人口数据测算结果显示：使用主因素估计方法的确会因为遗漏部分波动源信息，带来方差低估，进而导致构建的预测区间风险容忍度不足。并且结果表明，使用主因素方法构建的预测区间精确度受到预测期长短和死亡率改善大小影响。在预测期方面，因为遗漏的$\sigma_{x,t}^2$波动项对短期估计精度的影响要大于长期，所以该方法构建的预测区间在短期内的风险低估要高于长期的风险低估；在死亡率改善方面，对于死亡率改善程度较弱的年龄组，遗漏$\sigma_{x,t}^2$波动项产生的影响更大，进而在这些组中，风险低估比例也更大。在一些极端情况下，依照主因素估计方法得到的为应对20年一遇的极端事件而建立的防御机制，可能只能抵御三四年一遇的事件。

因此，相对于主因素估计方法获得的预测区间，使用Lee和Carter（1992）提出的主因素估计方法得到的预测区间会低估风险，依此建立的风险防御机制可能无法满足其设定目标，风险准备金枯竭速度要快于预期，这将给提供寿险和养老金产品的金融机构带来偿付能力不足的风险。本章推导得到的全因素预测区间，能够更准确地度量风险，在实际应用中能够更好地保障死亡和长寿风险经营者的财务稳健性和持续的偿付能力，具有较好的理论价值和实际应用价值。

附录A

A1 κ_t期望

$$
\begin{aligned}
E(\kappa_t) &= E(\kappa_{t-1}+e_t+c+\theta e_{t-1}) \\
&= E(\kappa_{t-1}+c)+E(e_t)+E(\theta e_{t-1}) \\
&= E(\kappa_{t-1}+c)=E(\kappa_0)+ct=ct
\end{aligned} \tag{2.16}
$$

A2 κ_t方差

$$
\begin{aligned}
\operatorname{var}(\kappa_t) &= \operatorname{var}(\kappa_{t-1}+e_t+c+\theta e_{t-1}) \\
&= \operatorname{var}(\kappa_{t-1})+\operatorname{var}(e_t)+\operatorname{var}(\theta e_{t-1})+ \\
&\quad 2\operatorname{cov}(\kappa_{t-1}, e_t) \quad 2\operatorname{cov}(\kappa_{t-1}, \theta e_{t-1}) \quad 2\operatorname{cov}(e_t, e_{t-1}) \\
&= \operatorname{var}(\kappa_{t-1})+\sigma_e^2+\theta^2\sigma_e^2+2\theta\operatorname{cov}(\kappa_{t-1}, e_{t-1})
\end{aligned} \tag{2.17}
$$

其中：

$$
\operatorname{cov}(\kappa_{t-1}, e_{t-1})=\sigma_e^2
$$

因为：在方程（2.17）两端同乘e_t并取期望有：

$$
\operatorname{cov}(\kappa_t, e_t)=E(\kappa_{t-1}e_t+e_te_t+\theta e_{t-1}e_t)=E(e_te_t)=\sigma_e^2 \tag{2.18}
$$

（2.17）式变为：

$$
\begin{aligned}
\operatorname{var}(\kappa_t) &= \operatorname{var}(\kappa_{t-1})+\sigma_e^2+\theta^2\sigma_e^2+2\theta\sigma_e^2 \\
&= \operatorname{var}(\kappa_1)+\sum_{i=1}^{t}(1+2\theta+\theta^2)\sigma_e^2 \\
&= \operatorname{var}(\kappa_1)+t(1+2\theta+\theta^2)\sigma_e^2 \\
&= t(1+2\theta+\theta^2)\sigma_e^2 \\
&= t(1+\theta)^2\sigma_e^2
\end{aligned} \tag{2.19}
$$

A3 $\ln(m_{x,t})$ 期望

$$
\begin{aligned}
E(\ln(m_{x,t})) &= E(\alpha_x+\beta_x\kappa_t+\varepsilon_{x,t}) \\
&= E(\alpha_x)+E(\beta_x\kappa_t)+E(\varepsilon_{x,t}) \\
&= \alpha_x+\beta_x(\kappa_0+tc)
\end{aligned} \tag{2.20}
$$

A4 $\ln(m_{x,t})$ 方差

$$
\begin{aligned}
\operatorname{var}(\ln(m_{x,t})) &= \operatorname{var}(\alpha_x+\beta_x\kappa_t+\varepsilon_{x,t}) \\
&= \operatorname{var}(\alpha_x)+\beta_x^2\operatorname{var}(\kappa_t)+\operatorname{var}(\varepsilon_{x,t}) \\
&= \beta_x^2 t(1+\theta)^2\sigma_e^2+\sigma_{x,t}^2
\end{aligned} \tag{2.21}
$$

A5 $\ln(\hat{m}_{x,t})$ 方差

$$\begin{aligned}\operatorname{var}(\ln(\hat{m}_{x,t})) &= \operatorname{var}(\hat{\alpha}_x + \hat{\beta}_x\hat{\kappa}_t + \hat{\varepsilon}_{x,t}) \\ &= \operatorname{var}(\hat{\alpha}_x) + \hat{\beta}_x^{\,2}\operatorname{var}(\hat{\kappa}_t) + \operatorname{var}(\hat{\varepsilon}_{x,t}) \\ &= \hat{\beta}_x^{\,2} t(1+\hat{\theta})^2 \hat{\sigma}_e^2 + \hat{\sigma}_{x,t}^2 \end{aligned} \tag{2.22}$$

A6 $m_{t,x}$等尾预测区间

因为:

$$\frac{E(\ln(\hat{m}_{tx})) - \ln(m_{t,x})}{\sqrt{\operatorname{var}(\ln(\hat{m}_{x,t}))}} \dot{\sim} N(0,1) \tag{2.23}$$

相应以$\ln(\hat{m}_{t,x})$作为$\ln(m_{tx})$预测区间的中心，$1-p$置信水平下的预测区间为:

$$\begin{aligned} &P(E(\ln(\hat{m}_{tx})) - Z_{\frac{p}{2}}(n-1)\sqrt{\operatorname{var}(\ln(\hat{m}_{x,t}))} \leqslant \ln(m_{t,x}) \\ &\leqslant E(\ln(\hat{m}_{tx})) + Z_{\frac{p}{2}}(n-1)\sqrt{\operatorname{var}(\ln(\hat{m}_{x,t}))} \;= 1-p \end{aligned} \tag{2.24}$$

将$E(\ln(\hat{m}_{tx}))$和$\operatorname{var}(\ln(\hat{m}_{x,t}))$代入后有，各项取指数后有:

$$\begin{aligned} &\mathrm{P}(\exp\left(\hat{\alpha}_x + \hat{\beta}_x(tc) - Z_{\frac{p}{2}}(n-1)\sqrt{\hat{\beta}_x^{\,2} t(1+\hat{\theta})^2\hat{\sigma}_e^2 + \hat{\sigma}_{x,t}^2}\right) \leqslant \\ &m_{t,x} \leqslant \exp\left(\hat{\alpha}_x + \hat{\beta}_x(tc) + Z_{\frac{p}{2}}(n-1)\sqrt{\hat{\beta}_x^{\,2} t(1+\hat{\theta})^2\hat{\sigma}_e^2 + \hat{\sigma}_{x,t}^2}\right) = 1-p \end{aligned} \tag{2.25}$$

因此置信水平为$1-p$时，$m_{t,x}$等尾预测区间为:

$$\begin{aligned} &\left[\exp\left(\hat{\alpha}_x + \hat{\beta}_x(t\hat{c}) - z_{\frac{p}{2}}\sqrt{\hat{\beta}_x^{\,2} t(1+\hat{\theta})^2\hat{\sigma}_e^2 + \hat{\sigma}_{x,t}^2}\right),\right. \\ &\left.\exp\left(\hat{\alpha}_x + \hat{\beta}_x(t\hat{c}) + z_{\frac{p}{2}}\sqrt{\hat{\beta}_x^{\,2} t(1+\hat{\theta})^2\hat{\sigma}_e^2 + \hat{\sigma}_{x,t}^2}\right)\right] \end{aligned} \tag{2.26}$$

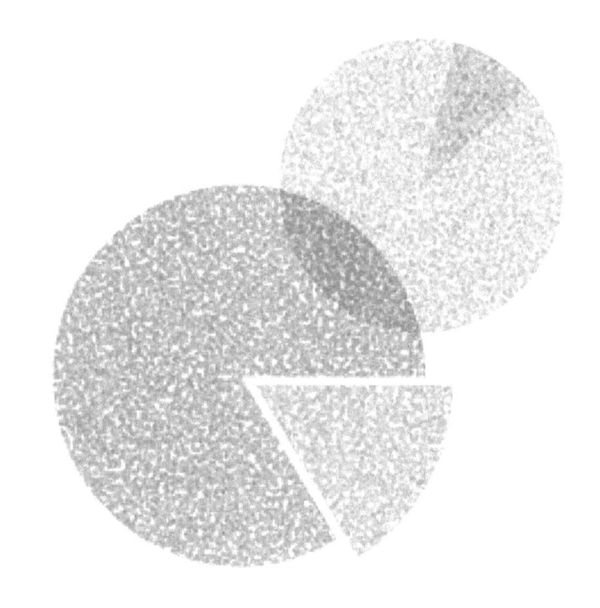

3 单个总体长寿风险度量

长寿风险指寿命延长的不确定性，也指这种不确定性给承担长寿风险的机构和个人带来的经济损失或负担。寿命延长的不确定性来源于死亡率改善的不确定性（De Waegenaere，2010）。在国内，杜鹃（2008）运用Lee-Carter模型和年金精算模型对我国年金保险的长寿风险进行定量分析，得出基于Lee-Carter模型的死亡率预测期望值以及受长寿风险影响的年金变量的期望值，但没有给出相关变量的方差和分布特点，无法计算长寿风险的资本要求，限制了研究结果在实际中的应用。本章将基于更新的中国人口死亡率数据，建立Lee-Carter随机死亡率预测模型，并利用Bootstrap方法扩展得到相应的分布函数。

3.1 引言

随着社会经济的发展，人口寿命延长成为必然趋势。根据联合国的研究报告显示（United Nations，2021），全球人口平均寿命从1980年的60岁，提高到2000年的64岁，再提高到2020年的71岁。依据第五、第六次人口普查数据，2020年我国人口平均预期寿命为77.9岁，比2001年的74.83岁提高了3岁。人口寿命逐步延长标志着人民生活水平的持续提高，但寿命延长会给经营年金业务的保险公司带来偿付压力，同时寿命延长的不确定性也会给年金业务带来长寿风险。在我国的实践中，保险公司往往采取限定给付年龄上限的办法避免高龄死亡率风险，这种做法在避免高龄死亡率风险的同时丧失了终身养老年金的市场优势。另外，即使不承保高年龄的长寿风险，保险公司仍要面临给付年龄界限内死亡率系统改善带来的长寿风险。因此，如何度量我国个人年金的长寿风险？如何在第二代偿付能力要求下，满足个人年金长寿风险的资本要求？这些问题对我国年金保险的风险管理具有重要意义。

3.2 死亡率预测模型的参数估计

由于中国寿险业发展历时较短，至今为止仅有三个时间段的死亡率公开数据：中国人寿保险业经验生命表（1990—1993年）、中国人寿保险业经验生命表（2000—2003年）和中国人寿保险业经验生命表（2010—2013年），简称为：CL（1990—1993年）、CL（2000—2003年）和CL（2010—2013年），所以很难获得死亡率改善规律，因此书中使用国家统计局公布的中国人口死亡率数据来捕捉人口死亡率改善规律。通过中国人口死亡率数据中分性别、年龄、死亡人数和生存人口的数据，可以估计出分性别年龄的人口死亡率。考虑到死亡率数据在时间序列上的连续性和可得性，同时，为了避免死亡暴露数不足带来的波动，书中使用1997—2020年连续24年的0～85岁（五年一组）死亡率数据，并计算其对数以方便表述和展示。图3-1是男性和女性对数死亡率随时间和年龄变动的三维折线图，可以看出同一年龄组对数死亡率呈现出随时间下降的总体趋势，但这种下降具有不规律的波动，这种波动显示了数据本身存在随机性，同时也揭示数据中可能存在的漏报等其他质量问题。

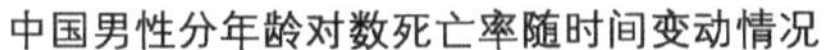

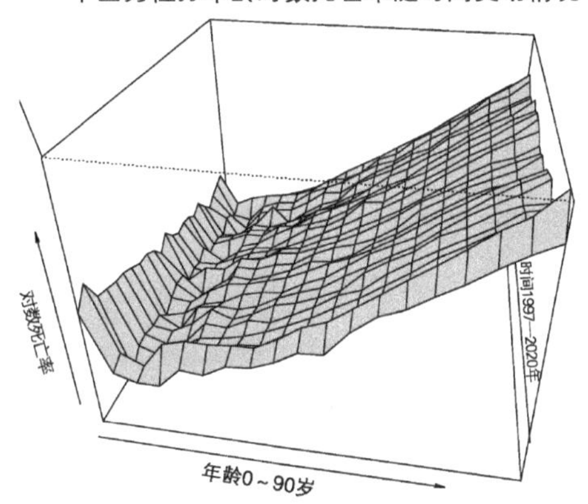

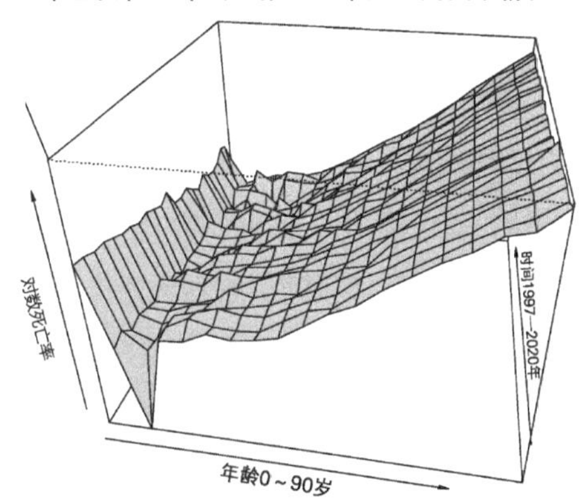

图 3-1　中国男性和女性人口对数死亡率随时间和年龄变动的三维折线图

数据来源：《中国人口统计年鉴》1997—2020，中国2020年人口普查资料。

下面就在将死亡率看作随机变量的基础上，利用分年龄组死亡率数据建立Lee-Carter模型，首先记在时刻t，x岁的生存人数为$E_{x,t}$，对应时期的死亡人数为$D_{x,t}$，死亡概率为$q_{x,t}$，生存概率为$p_{x,t}=1-q_{x,t}$，中心死亡率为$m_{x,t}=\dfrac{D_{x,t}}{E_{x,t}}$，在Lee-Carter模型下，$m_{x,t}=\exp(\alpha_x+\beta_x\kappa_t+\varepsilon_{x,t})$，考虑到不同性别死亡率变动规律具有各自的特性，需要分别研究，记男性死亡率为$m_{x,t}^M$，女性死亡率为$m_{x,t}^F$，相应的有：

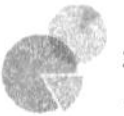

$$m_{x,t}^{M} = \exp(\alpha_x^M + \beta_x^M \kappa_t^M + \varepsilon_{x,t}^M) \tag{3.1}$$

$$m_{x,t}^{F} = \exp(\alpha_x^F + \beta_x^F \kappa_t^F + \varepsilon_{x,t}^F) \tag{3.2}$$

$i = 0, 1, 2, \cdots, n$

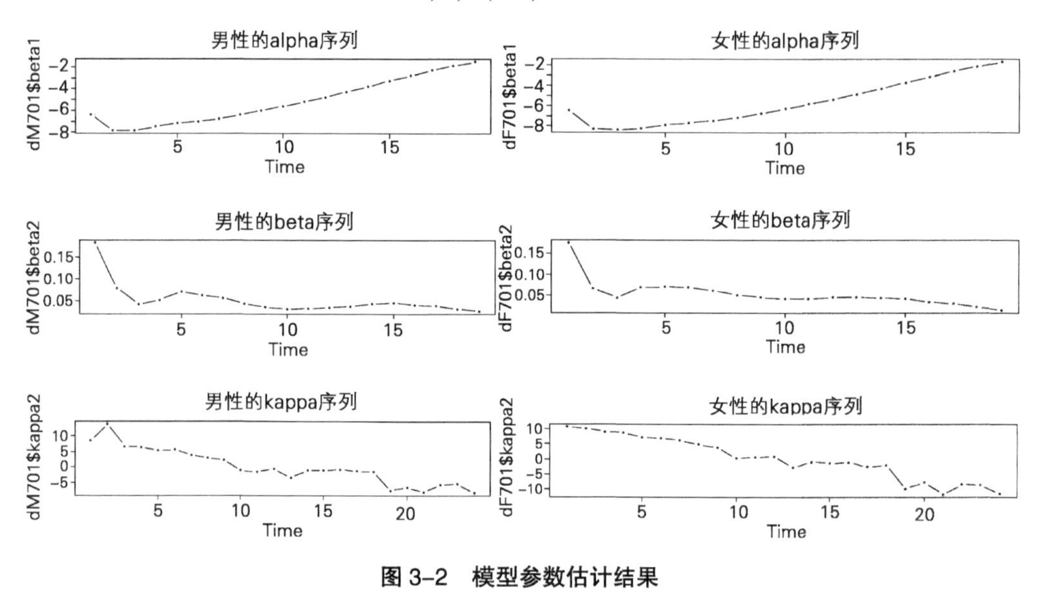

图 3-2　模型参数估计结果

数据来源：基于国家统计局公布的1997—2020 年连续24 年中国男性和女性人口0～90 岁5岁一组死亡率的数据计算得到。

通过奇异值分解①，可以得到式（3.1）和式（3.2）中α_x^G，β_x^G，κ_t^G，($G=F$，M)的估计值$\hat{\alpha}_x^G$，$\hat{\beta}_x^G$，κ_t^G，估计结果详见图3-2。其中，α序列展示了死亡率随年龄变动的特征，从图3-2中可以看出，中老年人口随着岁数的增加，对数死亡率会上升；κ序列表明死亡率随时代发展而改善的事实，该序列的上下波动体现了中国死亡率数据存在较大的抽样误差；β序列表明不同年龄组死亡率改善差异，图3-2中β序列显示中国死亡率改善主要发生在年轻群体。

Robert Holzmann（2013）指出：依据国际上死亡率改善的一般经验，死亡率改善首先出现在婴幼儿阶段，然后转向青年人群，继而转向正在工作的中年人群，随后会转向老年退休人群，最后出现在老年人群中的高龄人群。这意味着，中国死亡率改善的进程在未来很长一段时期还将继续，并且将向年龄更大的人群转移。同时，注意到男性β序列在高龄人群中的取值为负，这就意味着在中国现有统计数据中，男性老龄人口的死亡率并没有出现改善，并且有升高趋势，这对预测未来人口生存分布形态会产生影响，详细内容在第三节展开。

① J. P. 摩根提供的Life Metrics函数包（包括R代码和Excel两个版本）提供了计算支持，下载地址为：https://www.jpmorgan.com/pages/jpmorgan/investbk/solutions/lifemetrics。

为了尽可能提取数据中的信息，同时又不会引入过多变量，书中以模型的拟合效果和AIC（an information criterion）最小原则作为模型选择标准，选取ARIMA（0，1，1）过程拟合男性和女性的κ序列，即有$\kappa_t^M=\kappa_{t-1}^M+e_t^M+\theta^M e_{t-1}^M$，$\kappa_t^F=\kappa_{t-1}^F+e_t^F+\theta^F e_{t-1}^F$。相应的参数估计值$\hat{\theta}^M=-0.13$，$\hat{\theta}^F=-0.21$。

3.3 留存人数的分布函数估计

在校验完Lee-Carter死亡率模型参数之后，死亡率模型就被唯一确定了。下文以此为基础对未来年金保单组留存人数的分布进行估计。前文提到，由于中国死亡率数据质量问题，为了避免数据波动过大，书中使用的是五年一组的死亡率数据进行模型参数估计，而在预测时要使用一年一组的死亡率预测数据，同时由于年金产品投保人群与中国人口统计年鉴的调查对象的死亡率存在差异，这就需要将五年一组的中国人口死亡率预测数据，转换为一年一组的寿险业务死亡率数据。书中假定预测期内组内不同岁数间死亡率结构保持不变①，将预测得到的五年一组的死亡率数据等比例展开变为一年一组的死亡率数据。这样的转换会对计算结果的精度产生影响，这种影响在预测期为5的整数倍时变为最小，后文主要结论也将建立在这类时间点上。同时由于中国寿险业发展历时较短，数据缺乏，需要借助前面对中国人口死亡率数据变动趋势的分析结果，在寿险业务死亡率和中国人口死亡率具有相同变化趋势的条件下②，将中国人口死亡率预测数据转换为寿险业务死亡率预测数据。为了使转换结果既可以体现死亡率随时间变动的趋势，又能体现寿险业务中死亡率随年龄变化的特点，书中使用CL（2010—2013年）和中国人口统计年鉴公布的死亡率加权平均值③的比值作为调整系数K_x^G，$G=(M,F)$（详见附表B-1）。

① 书中选用2000—2003年保险公司寿险业务生命表中的死亡率数据，计算组内死亡率结构的比例系数。

② 由于购买寿险业务产品的人群通常在经济、社会条件上占有优势地位，随着中国社会发展，其死亡率改善可能高于普通人群，这种差异会随着未来中国社会公平性进一步提升而逐步缩小，因此在寿险业务公开数据有限的条件下，虽然本假设与实际存在差异，但也是可行的选择之一。

③ 权数设定为数据抽样比例。

3.3.1 留存人数分布估计模型

在完成死亡率建模后，根据关系式$D_{x,t} \sim poisson(\lambda_{x,t})$和$\lambda_{x,t}=m_{x,t}E_{x,t}$，理论上可以确定死亡人数的分布$D_{x,t} \sim poisson(\lambda_{x,t})$。但是，注意到随机变量$\lambda_{x,t}$和$m_{x,t}$，$E_{x,t}$具有乘积的关系，同时$m_{x,t}$和$E_{x,t}$也互为对方的影响变量，所以在对$\lambda_{x,t}$分布函数表达式进行推导时存在困难，进而无法得到$D_{x,t}$和$E_{x,t}$分布表达式。为此本书选用Bootstrap方法构建留存人数分布函数，假定男性和女性死亡率波动相互独立的条件下，具体步骤如下：

（1）首先根据$\begin{pmatrix} e_t^M \\ e_t^F \end{pmatrix} \sim \mathrm{N}\left(\begin{pmatrix} 0 \\ 0 \end{pmatrix}, \begin{pmatrix} \sigma_{\mathrm{M}}^2 & 0 \\ 0 & \sigma_{\mathrm{F}}^2 \end{pmatrix}\right)$分布产生一组随机数；

（2）将该随机数代入上一节确定的时间序列模型$\kappa_t^{\mathrm{G}} = \kappa_{t-1}^{\mathrm{G}} + e_t^{\mathrm{G}} + \theta^{\mathrm{G}} e_{t-1}^{\mathrm{G}}$中，得到$\kappa_t^{\mathrm{G}}$；

（3）因为$\varepsilon_{x,t}^{\mathrm{F}}$和$\varepsilon_{x,t}^{M}$间相互独立，所以可以通过$\varepsilon_{x,t}^{G} \sim N(0,\ \sigma_{x,t}^2)$产生一对随机数$\varepsilon_{x,t}^{\mathrm{F}}$和$\varepsilon_{x,t}^{M}$，然后将$\alpha_x^G$，$\beta_x^G$，$\kappa_t^G$，$(G=F,\ M)$的估计值$\hat{\alpha}_x^G$，$\hat{\beta}_x^G$，$\kappa_t^G$和$\varepsilon_{x,t}^G$以及$\kappa_t^{\mathrm{G}}$代入$m_{x,t}^G = \exp(\alpha_x^G + \beta_x^G \kappa_t^G + \varepsilon_{x,t}^G)$中得到$m_{x,t}^G$；

（4）因为年金客户与全国人口在死亡率上存在的差异，所以需要将第3步模拟得到的死亡率与调整系数相乘，即$m_{x,t}^G \times k_{x,t}^G$，并扩展得到一年一组寿险业务死亡率数据$m_{x,t}^{G'}$；

（5）将$m_{x,t}^{G'}$，$E_{x,t}^G$代入$\lambda_{x,t} = m_{x,t}^{G'} E_{x,t}^G$，然后根据$D_{x,t}^G \sim poisson(\lambda_{x,t}^G)$产生一组随机数$D_{x,t}^G$；

（6）由$E_{x+1,t+1}^G = E_{x,t}^G - D_{x,t}^G$得到本期期末男性和女性人口数，将以上过程扩展到$m$期，得到一个人口数变动数列$\left\{E_{x,t}^G,\ E_{x+1,t+1}^G,\ \cdots,\ E_{x+m,t+m}^G\right\}$；

（7）将步骤（1）~（6）重复n次，将得到n组人群m期变动数列模拟值；

（8）利用每个时刻$t+i$上的n组$E_{x+i,t+i}^G$值，可以得到相应的密度（或分布）函数估计。

3.3.2 留存人数分布估计

假设2020年60岁的年金被保险人数为10000人，其中男女各为5000人。计算每年年末的生存人数，通过10000次模拟，得到10000组模拟数据，为了展现分布随时间变动的趋势和特点，书中绘制了每一年男性和女性留存人数不同概率下的分位数图（详见图3–3和图3–4），图中中心位置为常用的中心估计结果（50%分位数），此后每一条曲线代表概率变动5%的分位数估计结果，随着分位数逐渐向两侧尾部靠近时（概率值向0，1靠近时），图中曲线的颜色也在逐渐变弱，代表其发生概率逐渐减小。

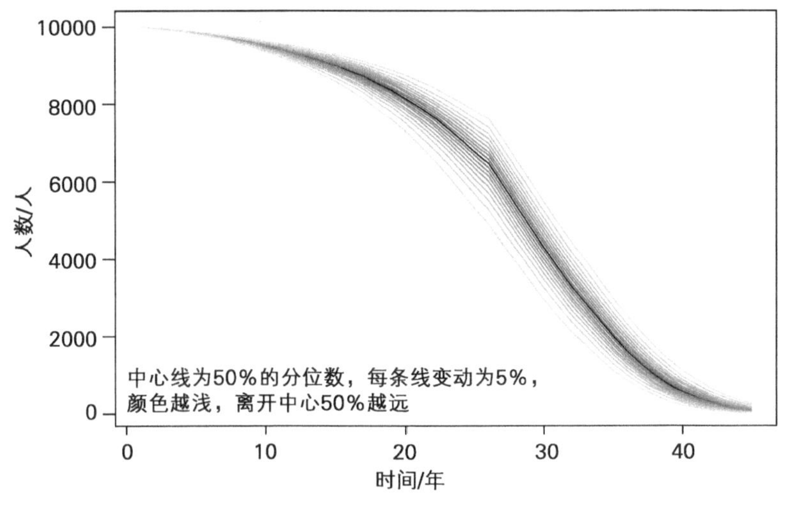

图 3-3 未来男性预测生存人数分位数图

数据来源：基于假设，作者计算所得。

注：在预测男性人口 $m_{x,t}^{M}$ 时，如前文所述系数 β_{80-84}^{M} 和 $\beta_{85^+}^{M}$ 为负［王晓军、米海杰（2013）给出了相近的计算结果］，如果直接使用该数值进行预测会使得生存人数预测结果的方差出现意外的收敛，与理论结果存在不符（相关理论结果的研究，正在整理完善中），同时按照人口死亡率改善规律，在未来不久，男性高龄人口的死亡率也会出现改善，因此书中在高龄阶段，借用了女性人口的死亡率改善数值，即令 $\beta_{80-84}^{M}=\beta_{80-84}^{F}$ 和 $\beta_{85^+}^{M}=\beta_{85^+}^{F}$，虽然这样做会影响精度，但却能完整地勾勒出未来的变动趋势，得到与国际上相关研究一致的结果。

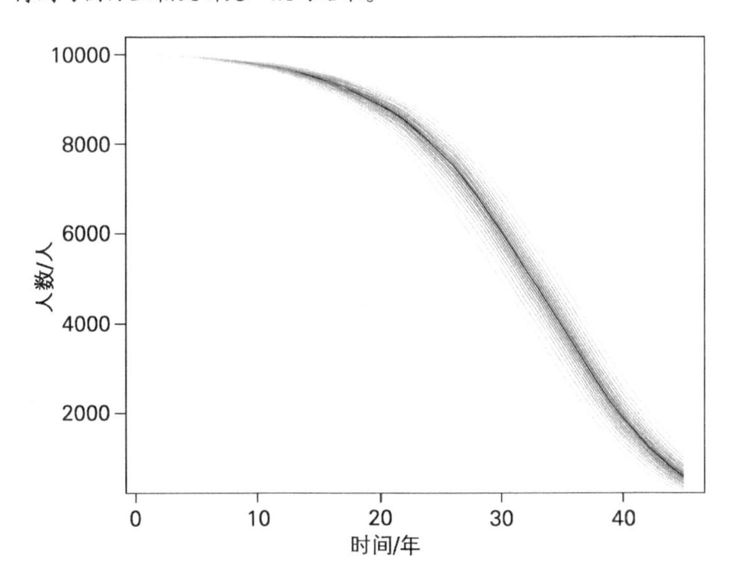

图 3-4 未来女性预测生存人数分位数图

数据来源：基于假设，作者计算所得。

图3–3和图3–4显示，保单组留存人数的整体下降呈现出两个不同阶段，首先在80岁前出现一个较快速的下降。而在80岁以后这种下降趋势将会减缓。在整个曲线下降过程中，男性人口的曲率大于女性人口，下降速度更快。同时，男性和女性人数在下降过程中，方差随预测期增大出现了变大趋势。从数据上来看，这种趋势会在预测期达到30年时达到峰值，随后会出现下降趋势，由于在研究期初和研究期末（年龄达到极限寿命）人口数都是一定的，所以出现这样的变动趋势是合理的。图3–3中男性人口的变动将该趋势体现得更加明显，女性人群由于前面提到的数据精度原因，导致 $\hat{\sigma}_F^2$ 偏大，使得方差收敛趋势要慢一些。此外还可以依据拟合出来的分布计算得到该人群在60岁时的平均余寿为：男性24.69岁，女性26.08岁，余寿的波动标准差为男性：0.39，女性：1.39，该值也印证了男性人口的波动方差较小的特征。因此作者认为男性数据质量更好，其变动更具代表性，为此在图3–5中给出了未来5、10、20、30、40、44①年后男性保单组留存人数分布的直方图，方便对保单组留存人数分布特征做进一步分析。

图3–5中的六幅图体现了不同时间上留存人数分布的变动趋势。首先，初期生存人数呈对称分布。然后，随着时间的推移，死亡率不断改善，分布呈现出了左偏状态，也就是说随着死亡率的改善，未来可能剩下更多的人口，不过这种左偏的状态，会随着时间的变动开始改变，逐步转为对称。在极限年龄临近时，人口数急剧下降，使得整个分布呈现出了右偏状态。这种保单组留存人数分布形态变动的不规律性，为对其进行理论分布的推导带来了困难，因此本书选用Bootstrap方法对保单组留存人数分布进行估计应该是一个不错的选择。

① 第45年时达到设定的极限寿命105岁，年末人数将为0，故此处给出了前一年的情况。

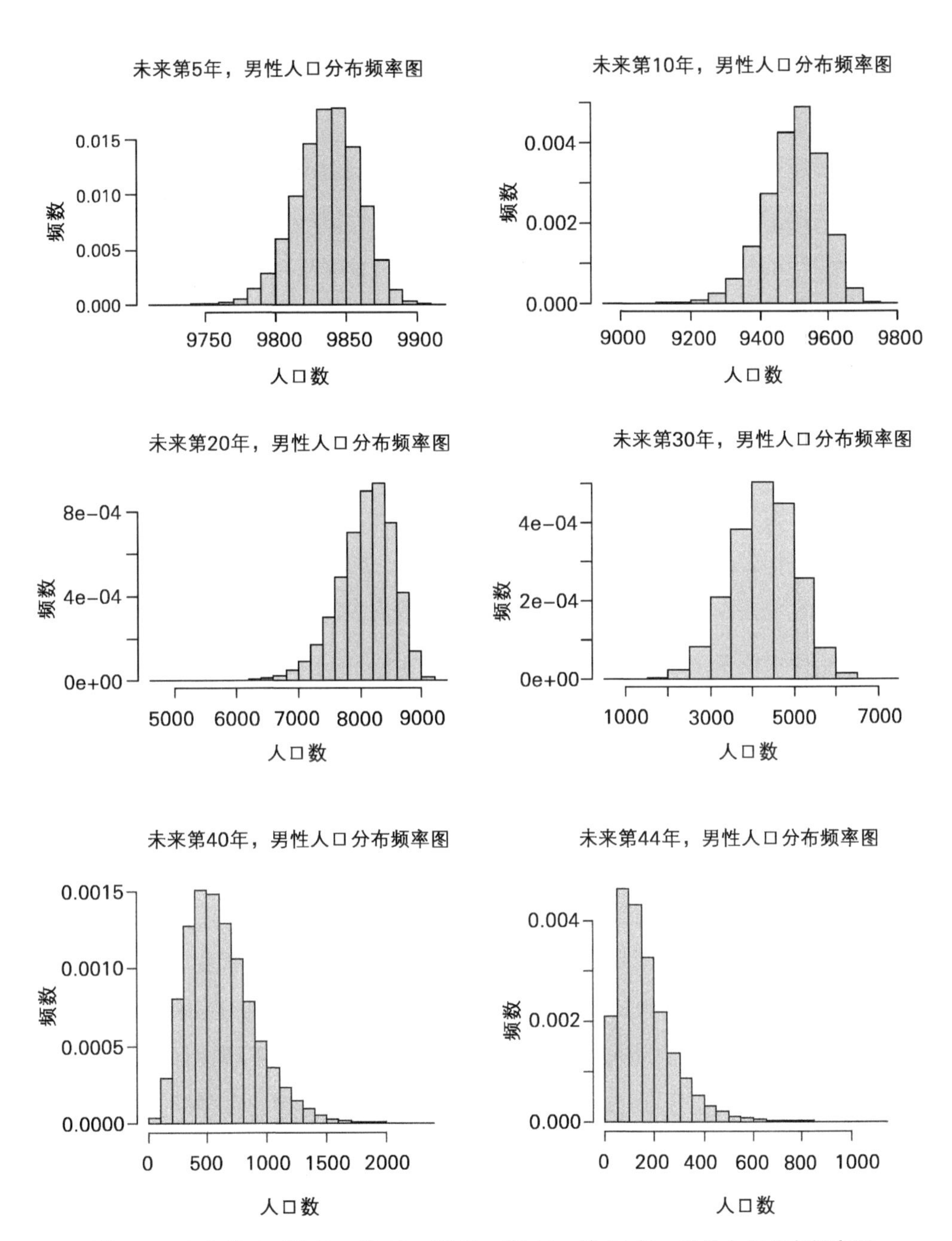

图 3-5　未来第 5、第 10、第 20、第 30、第 40、第 44 年，男性人口分布频率图

数据来源：作者计算所得。

3.4 风险价值和资本要求

对于经营个人年金业务的保险公司，为了应对长寿风险，并保持在长寿风险下的偿付能力和稳健经营，需要测算长寿风险的风险价值和相应的资本需求。本节将基于前面给出的年金保单组留存人数分布估计，结合保单给付的特征，构建年金保单组给付责任精算现值的分布函数，利用 VaR 方法计算出在一定概率下长寿风险的风险价值和相应的资本要求。

3.4.1 给付责任精算现值

假设上一节中10000人在2020年同时达到60岁并开始领取年金。记初次时间为t_0，初次领取年龄为x_0，对应保单组人数为E_{t_0, x_0}；假设每年年初年金领取一次金额为1单位元的年金，年金存续期为n，第t年的折现利率水平为i_t。按照精算现值的公式，年金保单组未来给付责任现值为：$V=\sum_{t=1}^{n}\prod_{j=1}^{t}(1+i_t)^{-j}E_{t, x_0}$。

从现值公式可见，未来给付责任现值取决于保单组的留存人数和设定的折现利率水平，Daniel Bauer（2007）使用英国的年金数据对死亡风险和利率水平以及二者交互影响进行了研究。研究结果显示，风险主要来自总死亡率非预期变化，利率水平的影响不是主要因素。国内，张连增等（2012）通过使用马尔科夫链模拟了利率变动轨迹，研究了利率对包括年金产品在内的几种寿险产品的影响。年金产品由于持续期较长，对长期利率变动轨迹进行预测存在困难，加之利率变动不是本书的研究重点，复杂的利率变动轨迹还可能掩盖生存人数变动对现值的影响，因此为了更加清晰地体现生存人数变动对现值的影响，书中假定i_t在研究期中保持不变，在乐观预期（i_t=8%）、中性预期（i_t=5%）和悲观预期（i_t=3%）[①]三种预期下研究年金保单组给付责任现值的分布特点。

3.4.2 给付责任分布特点

基于前面给出的年金保单组留存人数$E_{x,t}$的分布和未来给付责任现值计算公式，图3-6和图3-7分别给出了中性预期（i_t=5%）情况下男性与女性年金现值的分位数图。乐观预期和悲观预期下的估计结果相似，就不在这里赘述了。

① 乐观估计取值参考理财产品收益率和保险公司历年最佳投资收益率，中性估计取值等于五年期国债收益率，悲观估计取值略低于现行一年定期存款利率。

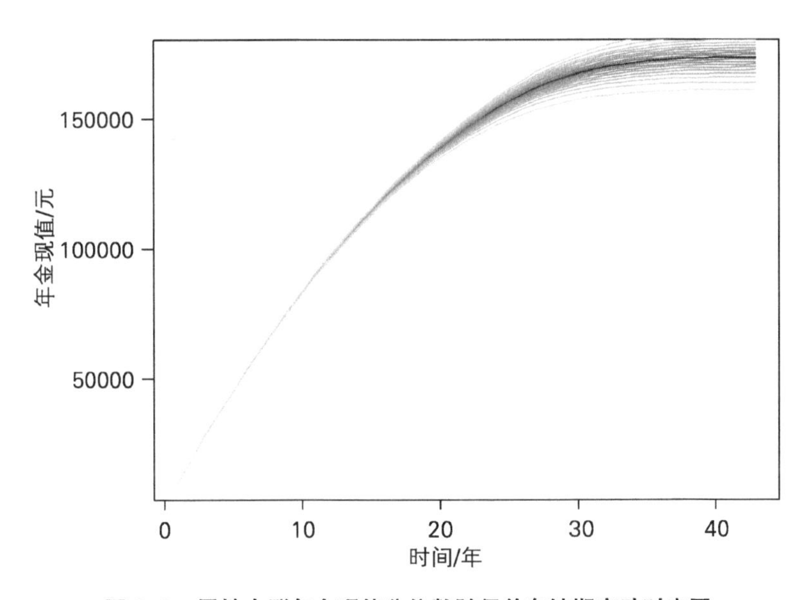

图 3-6 男性人群年金现值分位数随保单存续期变动时序图

数据来源：作者计算所得。

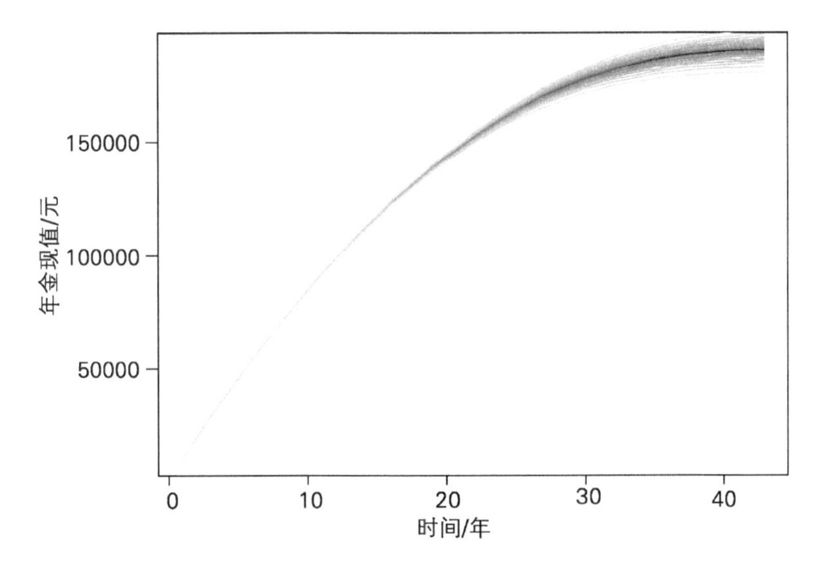

图 3-7 女性人群年金现值分位数随保单存续期变动时序图

数据来源：作者计算所得。

支付期为10年时，男性人群年金现值分布频率图

支付期为20年时，男性人群年金现值分布频率图

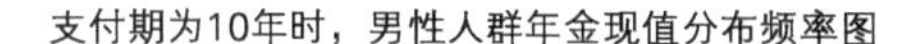

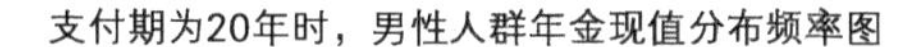

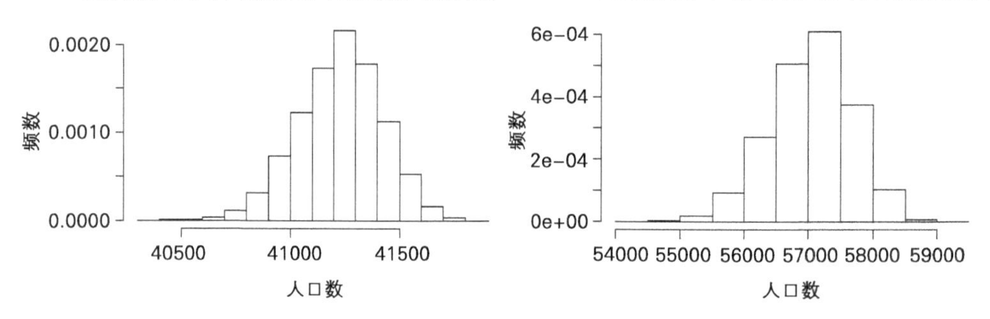

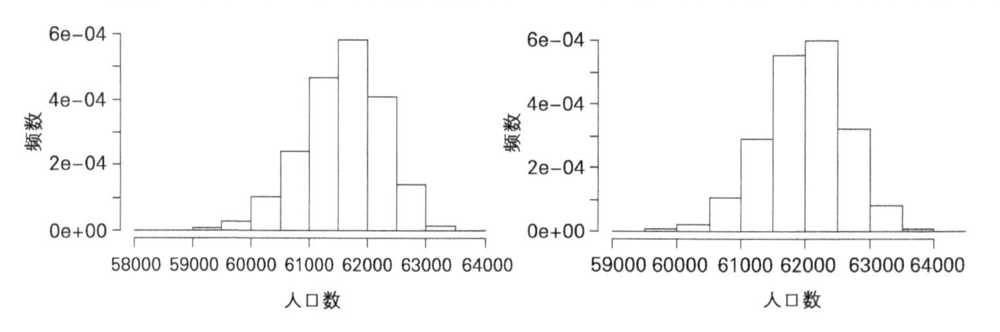

图 3-8　在利率为 8% 的固定利率情况下，支付期为 10、20、30、40 年时，男性人群年金现值分布频率图

数据来源：作者计算所得。

图3-6和图3-7显示，男女两组人群的年金现值分布都呈现出随时间对数级的增长趋势。由于女性寿命更长，女性人群的年金现值最大值明显高于男性。同时由于女性寿命波动大于男性，女性人群年金现值的方差也明显高于男性。较大的方差意味着向女性人群销售年金产品所面对的长寿风险要大于男性人群。为了对现值变动的特点做进一步的研究。图3-8至图3-10分别给出了利率水平设定为乐观预期（i_t=8%）、中性预期（i_t=5%）和悲观预期（i_t=3%）三种预期下，男性人群在不同保单存续期的情况下给付责任现值的直方图。图3-8至图3-10显示，相对于留存人口的分布，（即使不同利率设定情况下的年金现值的分布中心和敛散程度不同）年金现值的对称性得到明显改善。原因是留存人口分布随时间变动出现的左偏和右偏状态，通过利率折现叠加使其相互抵消，因而年金现值分布的对称性更好，有助于降低年金产品中长寿风险对资本的要求。由于三种不同利率假设下，主要结论相近，为了减少篇幅，下文如无特殊说明，均是在中性预期（i_t=5%）利率假设下的研究结果。

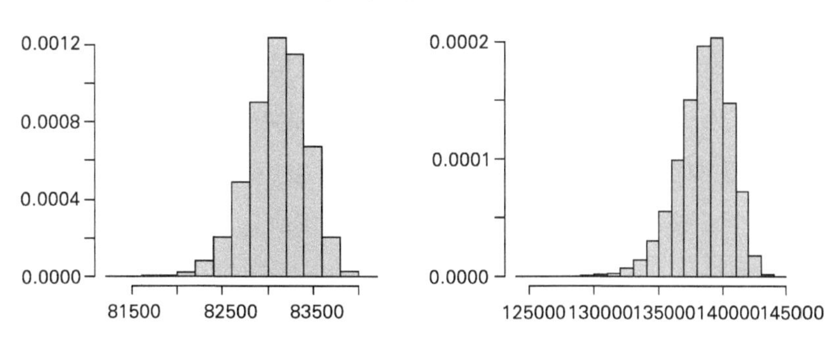

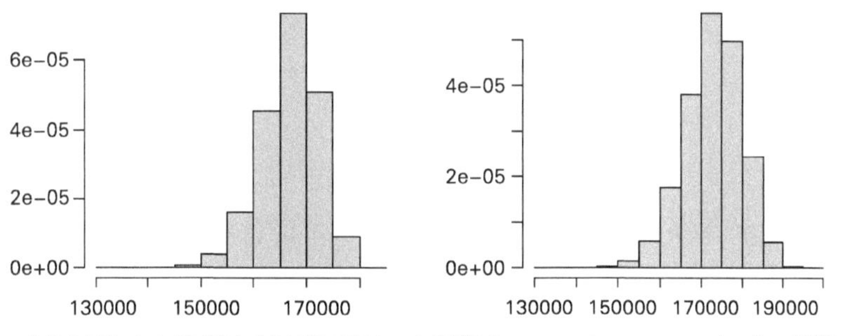

图 3-9　在利率为 5% 的固定利率情况下，支付期为 10、20、30、40 年时，男性人群年金现值分布频率图

数据来源：作者计算所得。

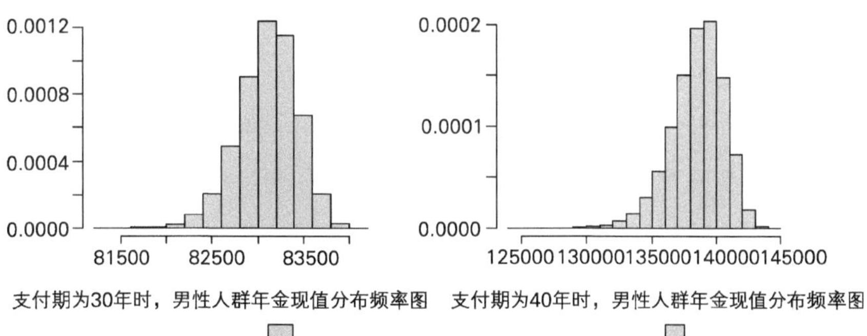

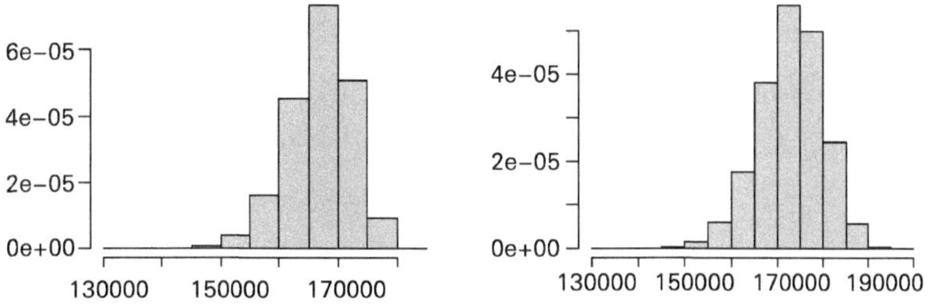

图 3-10　在利率为 3% 的固定利率情况下，支付期为 10、20、30、40 年时，男性人群年金现值分布频率图

数据来源：作者计算所得。

3.4.3 长寿风险的风险价值和资本要求

与以往的文献研究不同，本书不仅给出了保单组留存人数和年金现值中心的估计，同时还给出了相关的分布信息，为下文对长寿风险的风险价值和资本要求进行研究提供了基础和可能。按照De Waegenaere等（2010）的长寿风险定义，在不考虑模型误差的情况下，使用前文得到的年金现值的分布信息，可以计算出在不同概率（特别是较极端情况）下死亡率改善对保单组留存人数和年金现值要求的影响（详见表3–1）。例如95%的支付现值的分位数，表明有95%把握覆盖死亡率超预期改善带来的长寿风险所需资本要求，按照风险理论中风险价值（VaR）的定义：

$$P(\Delta V_{\Delta t} > \mathrm{VaR}) = 1 - \alpha \tag{3.3}$$

该值等价于95%概率下长寿风险的风险价值。

在不考虑保险公司的运营费用和税率等因素的影响下，保单现值中心的估计值可以认为是在精算公平条件下，保险公司必要的资本准备。对应不同概率下支付现值的分位数认为是保险公司能够覆盖不同长寿风险所必需的资本要求。同时表3–1中还给出了式（3.3）中α取90%和75%概率下为了覆盖死亡率改善超过预期情况下所必需的资本要求，以及相对应的5%、10%、25%情况下死亡率改善小于预期情况下所必需的资本要求。当然，我们研究的目标主要是为了覆盖死亡率超预期改善情况下长寿风险对资本的要求，表3–1和图3–11给出了为了覆盖95%长寿风险所需的资本与保单现值中心估计的比值。图3–11显示，由于男性死亡率波动方差小，使男性的该比值一直低于女性。在75岁以前，男性与女性的比值相近，75岁以后，男性的比值开始低于女性，随着时间的延续，这个比值差也在增大。这主要是由于男性寿命低于女性，在75岁以后，女性生存人数明显高于男性导致的。

可见，在假定的利率水平下及95%的概率水平下，保险公司为充分覆盖死亡率改善所带来的长寿风险，在中、短期（20年内）年金产品中，可以不分性别地按年金产品现值的102%提取长寿风险准备金，其中2%超额准备金可以抵御95%因死亡率改善带来的寿命延长而增加的年金支出。对于20年以上的长期年金产品和终身年金，男性保单组的资本准备金仍为年金现值的102%，女性保单组的资本准备金为年金现值的106%。可见，在可以预期的未来，保险公司为应对长寿风险所需的资本要求非常有限。因此通过本书的研究可以看出，虽然对于经营年金产品的保险公司来说，长寿风险是一个不可避免的系统风险，但是为了抵御该风险所需的资本要求是有限的。

表 3-1 不同的期限下，女性和男性分性别年金支付现值的分位数表

时间/年	女性								男性							
	0.05	0.10	0.25	0.50	0.75	0.90	0.95	比值	0.05	0.10	0.25	0.50	0.75	0.90	0.95	比值
1	4718	4719	4722	4725	4728	4730	4731	1.0012	4710	4712	4715	4718	4720	4723	4725	1.0016
5	20982	21004	21037	21071	21103	21128	21142	1.0034	20859	20878	20907	20937	20966	20991	21004	1.0032
10	36440	36516	36637	36757	36864	36951	36999	1.0066	36129	36181	36267	36360	36447	36523	36568	1.0057
15	47391	47592	47902	48194	48443	48643	48749	1.0115	46891	47006	47208	47418	47606	47768	47869	1.0095
20	54704	55108	55714	56263	56736	57104	57300	1.0184	54028	54243	54604	54981	55315	55599	55766	1.0143
25	58830	59463	60461	61383	62178	62799	63125	1.0284	58063	58377	58897	59444	59948	60365	60605	1.0195
30	60774	61673	63042	64356	65517	66422	66916	1.0398	59986	60302	60815	61330	61783	62161	62376	1.0171
35	61521	62561	64244	65882	67352	68552	69215	1.0506	60678	60960	61416	61860	62279	62629	62837	1.0158
40	61713	62859	64692	66526	68228	69691	70461	1.0591	60868	61133	61559	61991	62400	62759	62957	1.0156

注：比值为 0.95 分位数与 0.50 分位数的比值。

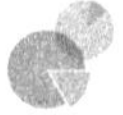

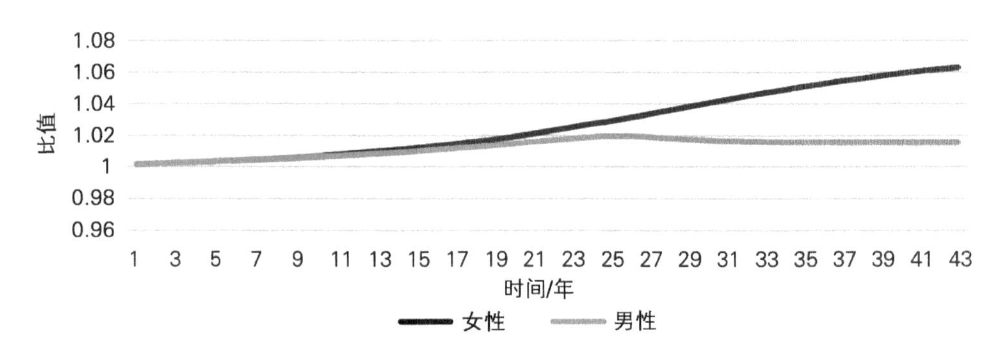

图 3–11　年金现值 0.95 分位数与 0.50 分位数的比值时序图

数据来源：作者计算所得。

附录B

表B–1　女性和男性死亡率调整系数表

年龄	女性死亡率	k_t^F	男性死亡率	k_t^M	年龄	女性死亡率	k_t^F	男性死亡率	k_t^M
0	0.0321	0.0179	0.0225	0.0278	22	0.0007	0.3755	0.0012	0.4927
1	0.0026	0.1768	0.0024	0.2217	23	0.0008	0.3796	0.0012	0.5062
2	0.0016	0.2293	0.0016	0.2731	24	0.0008	0.3620	0.0013	0.4986
3	0.0011	0.2525	0.0012	0.3041	25	0.0008	0.3626	0.0013	0.5004
4	0.0008	0.2904	0.0009	0.3377	26	0.0008	0.3844	0.0013	0.5241
5	0.0006	0.3096	0.0008	0.3650	27	0.0008	0.3761	0.0013	0.5138
6	0.0005	0.3500	0.0007	0.4015	28	0.0008	0.3867	0.0014	0.5199
7	0.0004	0.3902	0.0006	0.4188	29	0.0008	0.4009	0.0014	0.5132
8	0.0004	0.4159	0.0006	0.4282	30	0.0010	0.3695	0.0016	0.4834
9	0.0003	0.4610	0.0005	0.4932	31	0.0009	0.3889	0.0016	0.5051
10	0.0003	0.4317	0.0005	0.4949	32	0.0010	0.3837	0.0017	0.4880
11	0.0003	0.4617	0.0005	0.5423	33	0.0010	0.4142	0.0017	0.5123
12	0.0003	0.4337	0.0005	0.5671	34	0.0010	0.4010	0.0018	0.4906
13	0.0003	0.4450	0.0005	0.5793	35	0.0012	0.3734	0.0021	0.4354
14	0.0003	0.4460	0.0005	0.5611	36	0.0011	0.4245	0.0020	0.4921
15	0.0004	0.4166	0.0006	0.5354	37	0.0012	0.4142	0.0022	0.4743
16	0.0004	0.4414	0.0006	0.5481	38	0.0012	0.4289	0.0023	0.4810
17	0.0005	0.4354	0.0008	0.5269	39	0.0014	0.4090	0.0025	0.4835
18	0.0006	0.3868	0.0009	0.5011	40	0.0015	0.4019	0.0028	0.4555
19	0.0006	0.4033	0.0010	0.4977	41	0.0015	0.4394	0.0028	0.4913
20	0.0007	0.3726	0.0012	0.4612	42	0.0017	0.4224	0.0031	0.4746
21	0.0007	0.3895	0.0011	0.5037	43	0.0018	0.4308	0.0031	0.4983

续 表

年龄	女性死亡率	k_t^F	男性死亡率	k_t^M	年龄	女性死亡率	k_t^F	男性死亡率	k_t^M
44	0.0019	0.4216	0.0034	0.4955	75	0.0455	0.5213	0.0665	0.5102
45	0.0022	0.4022	0.0038	0.4719	76	0.0500	0.5299	0.0729	0.5155
46	0.0023	0.4075	0.0039	0.4857	77	0.0544	0.5443	0.0786	0.5290
47	0.0026	0.3962	0.0043	0.4737	78	0.0627	0.5275	0.0896	0.5138
48	0.0028	0.4038	0.0046	0.4825	79	0.0728	0.5075	0.1040	0.4896
49	0.0032	0.3945	0.0051	0.4758	80	0.0851	0.4847	0.1198	0.4702
50	0.0037	0.3796	0.0060	0.4444	81	0.0899	0.5119	0.1235	0.5040
51	0.0037	0.4193	0.0060	0.4832	82	0.0994	0.5165	0.1368	0.5028
52	0.0042	0.4078	0.0067	0.4583	83	0.1078	0.5314	0.1469	0.5174
53	0.0045	0.4169	0.0071	0.4631	84	0.1179	0.5416	0.1588	0.5281
54	0.0051	0.4087	0.0081	0.4351	85	0.1259	0.5651	0.1694	0.5464
55	0.0056	0.4167	0.0088	0.4371	86	0.1363	0.5816	0.1781	0.5730
56	0.0058	0.4502	0.0092	0.4573	87	0.1497	0.5892	0.1962	0.5731
57	0.0066	0.4543	0.0105	0.4435	88	0.1652	0.5942	0.2131	0.5812
58	0.0071	0.4772	0.0114	0.4640	89	0.1818	0.6000	0.2284	0.5966
59	0.0082	0.4632	0.0132	0.4585	90	0.2061	0.5876	0.2545	0.5886
60	0.0098	0.4356	0.0156	0.4467	91	0.2260	0.5944	0.2618	0.6281
61	0.0100	0.4798	0.0158	0.4964	92	0.2442	0.6098	0.2826	0.6384
62	0.0113	0.4725	0.0178	0.4889	93	0.2597	0.6346	0.2961	0.6675
63	0.0121	0.4931	0.0188	0.5159	94	0.2672	0.6819	0.2791	0.7747
64	0.0139	0.4810	0.0217	0.4954	95	0.2846	0.7068	0.2596	0.9100
65	0.0155	0.4827	0.0245	0.4848	96	0.2976	0.7448	0.2577	1.0000
66	0.0160	0.5254	0.0255	0.5183	97	0.3031	0.8046	0.2806	1.0000
67	0.0186	0.5072	0.0288	0.5102	98	0.3233	0.8282	0.3049	1.0000
68	0.0215	0.4916	0.0330	0.4945	99	0.3053	0.9609	0.3306	1.0000
69	0.0250	0.4759	0.0382	0.4761	100	0.2970	0.9262	0.3577	1.0000
70	0.0289	0.4614	0.0441	0.4580	101	0.3372	0.9645	0.3861	1.0000
71	0.0301	0.4966	0.0456	0.4920	102	0.3801	1.0000	0.4156	1.0000
72	0.0354	0.4737	0.0529	0.4709	103	0.4119	1.0000	0.4461	1.0000
73	0.0375	0.5023	0.0561	0.4931	104	0.4449	1.0000	0.4773	1.0000
74	0.0410	0.5150	0.0607	0.5046	105	1.0000	1.0000	1.0000	1.0000

注:《中国人口统计年鉴》中给出的男性死亡率数据在95～100岁出现了上下波动，这个明显与理论不符合，同时注意到94岁时寿险业务使用的死亡率与统计年鉴中的数据比例已经接近1∶1，两者差异已经很小，所以在高龄阶段就使用寿险业务死亡率数据。女性100～104岁数据为根据趋势预测外推得到的估计值。

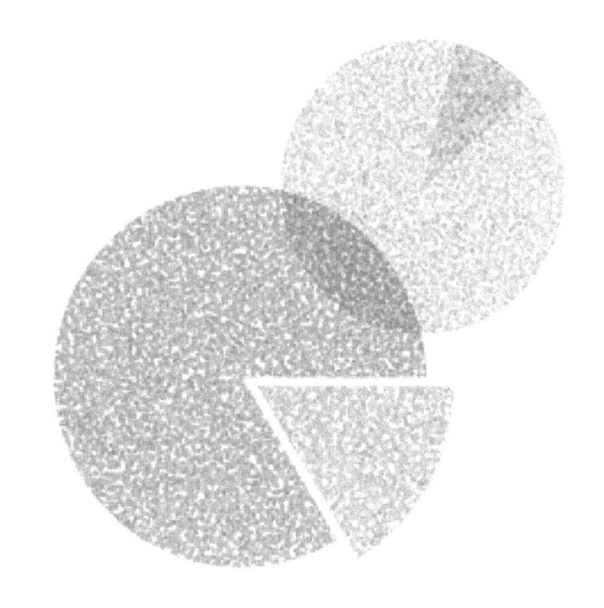

4 整体留存人数预测

第3章介绍了单个总体长寿风险度量方案，在风险度量时，如果两个总体具有相关性，还需要讨论具有相关性总体的留存人数度量方案。由于留存人数的预测较为烦琐以及国内预测模型研究缺失，国内文献对长寿风险度量时通常略过这一环节。同时，新一代偿付能力监管体系要求对多保单组合的整体风险进行度量，但现有文献中缺少相关研究成果。因此，本章将Lee和Carter（1992）提出的一元Lee-Carter模型扩展到多元；同时，使用Bootstrap技术，构建保单组合整体留存人数预测模型，满足相应研究需要。

4.1 引言

养老金计划或者（养老）保险公司（下文合并简称为：保险公司）持有年金产品中的长寿风险，是由于保单组实际寿命超过预期寿命而引发的，其根源是由于经济和社会发展带来死亡率持续改善高于预期，但直接表现为保单组实际留存人数高于预期而引发的支付增加。因此，保单组留存人数是度量长寿风险的直接视角，是长寿风险度量的必要环节。但是，由于技术原因，对于中国长寿风险的研究，一直没有采用这个最直接的视角，如祝伟和陈秉正（2012）。根据中国新一代偿付能力监管技术文档要求（参见5.3.2），对于由于死亡率波动引发的长寿风险研究必须依赖于留存人数的方差或分位数，这就要求在度量长寿风险之时，首先应该能够获得保单组留存人数变动轨迹。

上一章已经获得了死亡率变动的理论分布函数，但从死亡率的分布函数推导保单组留存人数的理论分布函数仍然存在着困难（参阅4.4节），Blake等（2008）基于Lee和Carter（1992）模型，通过Bootstrap方法估计留存人数的期望、方差、分位数和分布函数。不过Blake等（2008）基于Lee和Carter（1992）提出的原始模型构建的留存人数估计方案，只能适用于单一年龄和性别组的留存人数期望、方差、分位数和分布函数的估计。

实际业务中，保险公司承保的年金保单，通常是由不同年龄、性别人群构成的。同时欧盟Solvency Ⅱ也要求考虑保单组合对资本要求的影响（参见5.3.1），这就要求获得保单组合整体留存人数期望、方差、分位数和分布函数的估计结果。

为了获得保单组合整体留存人数期望估计结果，现在使用的方案是在对每一组留存人数期望预测的基础上，通过加总得到整体留存人数期望预测。简单加总没有考虑不同特征人群死亡率变动间存在的相关性，然而根据Wilson（2001）研究成果，全球死亡率变动中体现出趋同趋势，普遍具有相关关系。不考虑人群死亡率变动间相关性影响的情况下，虽然在对留存人数期望研究时可以得到正确的效果，但对方差、特定分位数和分布函数的预测就变得不再适合了。而在新一代的偿付能力监管要求下，长寿风险的评价要基于留存人数的方差或分位数，为此有必要将Blake等（2008）留存人数期望、方差、分位数和分布函数预测模型扩展到多维，死亡率预测模型是留存人数预测的基础，相应的需要将一元Lee-Carter模型扩展到多元。

为了将广泛存在的死亡率相关性纳入模型中，Yang（2011）和Yang（2013）建立了多元Lee-Carter模型。但Yang（2011）和Yang（2013）对模型的设定并不恰当，Yang（2011）设定不同人群的死亡率改善完全一致，并不符合实际情况，此后Yang（2013）也注意到这个缺陷，选用协整描述死亡率变动过程中体现出的同步性，这就暗示不同死亡率改善进程中具有因果关系。而实际中，死亡率改善进程中的同步性应该是社会、医疗和经济条件共同影响下的结果，具有相关性，但彼此之间没有因果关系，所以我们认为设定为协整也不够恰当。

因此本章的主要任务包括两个：（1）设定合理的死亡率相关性假设条件，构建多元Lee-Carter模型；（2）建立保单组合整体留存人数预测模型。

本章主要包括以下四部分：首先是以中国男性和女性人口死亡率为例，对其中相关性进行研究，并将这种相关性在动态死亡率模型年龄和时间两个维度上分解；其次，将年龄和时间两个维度相关性纳入Lee-Carter模型中得到多元Lee-Carter模型；再次，借鉴Blake等（2008）研究方案，建立基于Bootstrap整体留存人数期望、方差、分位数和分布函数预测模型；最后，使用中国人口数据，对现有方法和本书构建的保单组整体留存人数预测方法进行比较。

4.2 死亡率变动相关性研究

Wilson（2001）指出由于全球化的物品、信息、人口流动，全球死亡率变动中体现出趋同趋势。在此背景下，我国人口死亡率变动也应该体现出趋同趋势，图4–1显示出中国男性和女性人口死亡率变动过程中具有明显的相似性。根据第2章的分析，原始Lee-Carter模型主要包含年龄和时间两个因素，首先需要将图4–1中体现出的死亡率相关性在年龄和时间两个维度进行分解。下文就以中国男性和女性人口死亡率数据为例[①]，从数据角度展示死亡率变动中的相关性及其特征。

4.2.1 死亡率变动相关性度量

第3章绘制了中国人口对数死亡率三维折线图，图3–1显示不同性别死亡率在时间和年龄两个维度上表现出明显的相关性，本段首先度量时间和年龄两个因素混合后的相关性，记男性和女性死亡率波动相关系数为$Corr_{F,M}$。利用死亡率数据绘制男性和女性死亡率的散点图（详见图4–1），图4–1显示男性和女性死亡率较紧密地散布在一条直线周围，表示两者具有较强的线性相关关系。通过计算，相应的Pearson相关系数为：$Corr^{P}_{F,M}=0.983$。考虑计算结果的稳健性，书中同时计算了Spearman相关系数和Kendall协同相关系数，计算结果分别是：$Corr^{S}_{F,M}=0.979$和$Corr^{K}_{F,M}=0.888$。这三个相关系数，均可以在统计学意义上得到拒绝男性和女性死亡率波动不具有相关关系的结论。至此得出结论：中国男性和女性死亡率数据具有明显的相关性，并且相关程度很高，应该在立模型时考虑该相关性。

4.2.2 死亡率变动相关性因素分解

当已知男性和女性死亡率变动过程具有强相关性，在使用动态模型建模时，一个有价值的问题就是：这种相关性是源于随时间变动时体现出的一致性还是源于年龄变动时体现出的一致性，或者是两个因素共同使然，以及如何将相关性纳入动态死亡率模型中。下面使用第2章中选取的Lee-Carter模型对数据建模，并从模型角度

①按照本书的研究目标，应该使用商业年金投保人群死亡率，研究其中的变动趋势，但由于针对该人群缺乏完整有效的死亡率数据，受到数据的限制，本书使用中国人口年鉴中提供的数据作为替代性的数据，对中国男性和女性人口死亡率变动过程中体现的相关性进行研究。同时随着商业年金在中国的快速发展，更多阶层和区域的人群将成为商业年金的潜在投保人群，相应的数据偏差也会降低。

进一步解释产生相关性的内在原因，从时间和年龄两个维度解释死亡率变动过程中体现出的相关性。

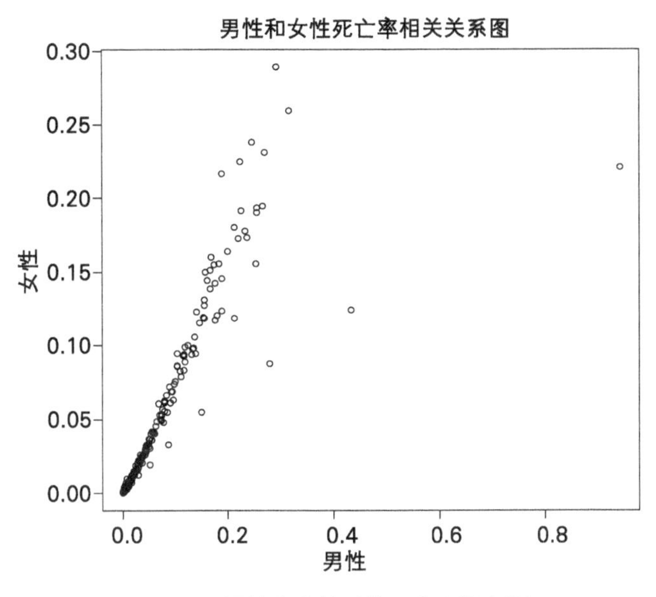

图 4–1　男性和女性对数死亡率散点图

数据来源：依据《中国人口统计年鉴》1997—2020，中国2020年人口普查资料绘制所得。

图4–1显示出男性和女性死亡率变动在年龄和时间两个维度上均具有相关性，因此人口死亡率变动中所表现出的相关性来源于死亡率改善的同步性和人类生物学自然规律两个方面。为了能够准确地将死亡率变动中的相关关系体现出来，需要将死亡率波动在两个维度上进行分解。根据Lee-Carter模型参数的含义，可以用α_x^F与α_x^M的相关系数和κ_t^F与κ_t^M的相关系数表示。

分别绘制α_x^G和κ_t^G的折线图①。图4–2显示：α_x^M和α_x^F随x变动取值具有相关性（左图），κ_x^M和κ_x^F随t变动取值也具有相关性（右图）。α_x^M和α_x^F相关系数为0.996，κ_x^M和κ_x^F相关系数为0.88。结合上一段的结论可以得出如下结论：中国男性人口和女性人口死亡率变动存在强相关性，且这种相关性体现在死亡率随年龄波动的自然规律及人口死亡率改善进程中的同步性两个方面。

① β_x^G项上的相关性并不明显，因此未展示其变动规律的图形。

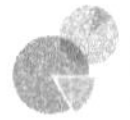

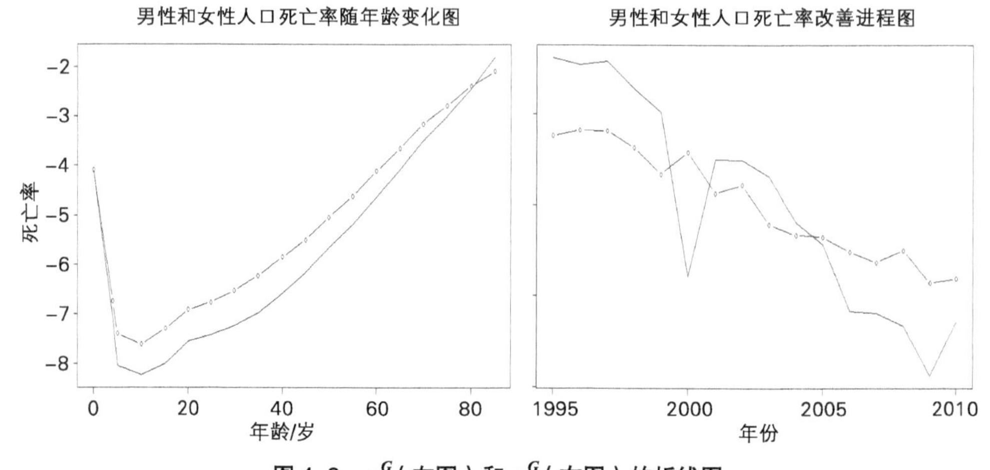

图 4-2　α_t^G（左图）和 κ_t^G（右图）的折线图

资料来源：作者计算所得。

注：女性为折线，男性为带点折线。

4.3 多元Lee-Carter模型

当确定了中国男性和女性死亡率变动中具有相关性，并且确定这种相关性体现在Lee-Carter模型中时期项κ_t^G和年龄项α_x^G两个参数上，下文对一元Lee-Carter模型进行扩展，先建立一个能够体现中国男性人口和女性人口死亡率随年龄波动的自然规律及人口死亡率改善进程中的同步性二元Lee-Carter模型，此后再将该模型扩展到更一般的多元情况。

4.3.1　二元Lee-Carter模型

根据二维Lee-Carter模型中参数含义可知，式中的α_x^G项取值序列已经体现了死亡率随年龄变动的规律和相关性，此时直接在模型中使用估计值便可满足要求，不需要在模型中再引入新约束。

式中的κ_x^M和κ_x^F是一组时间序列值，依据前文所述：假设κ_t^G符合ARIMA（0，1，1）序列，即$\kappa_t^G=\kappa_{t-1}^G+e_t^G+C^G+\theta^G e_{t-1}^G$，本书将Lee-Carter模型中$e_t^G \sim N\left(0,\sigma_G^2\right)$的假设改为服从二元正态分布[①]，记：

① 我们认为，不同组别死亡率间的死亡率变动中体现出的相关性，并不具有因果关系，因此本书中没有使用Yang（2013）选用的协整方案描述死亡率变动过程中体现出的同步性。

$$\begin{pmatrix} e_t^M \\ e_t^F \end{pmatrix} \sim N\left(\begin{pmatrix} 0 \\ 0 \end{pmatrix}, \begin{pmatrix} \sigma_M^2 & \sigma_M \rho \sigma_F \\ \sigma_M \rho \sigma_F & \sigma_F^2 \end{pmatrix}\right) \tag{4.1}$$

该假设即延续了Lee-Carter模型中随机扰动项服从正态分布的假设；又能够通过协方差，从内在机制体现出两个时间序列项κ_x^M和κ_x^F变动过程中具有的相关关系。至此，通过式（2.1）、（2.2）、（3.1）、（3.2）和（4.1）有效地将男性和女性死亡率变动中体现的相关性纳入二元Lee-Carter模型中。

4.3.2 多元Lee-Carter模型

当研究目标从两个保单组扩展到多个保单组，相应地需要将上节二元Lee-Carter模型扩展到更一般情况，变为多元Lee-Carter模型。对于k个组别，多元的Lee-Carter模型，依然包含年龄和时间两个维度的相关关系，其中第一部分中的非参数项α_x^i包括了死亡率随年龄变动中体现出的相关性特征，相应的多元形态为：

$$m_{x,t}^i = \exp(\alpha_x^i + \beta_x^i \kappa_t^i + \varepsilon_{x,t}^i) \tag{4.2}$$

其中（$i=1$，2，…，k），$\varepsilon_{x,t}^i \sim N(0,\ \sigma_{x,t,i}^2)$。

第二部分：与二元Lee-Carter模型中κ_t项设定相同，κ_t^i为带漂移项ARIMA（0，1，1）[①]，即：

$$\kappa_t^i = \kappa_{t-1}^i + e_t^i + C^i + \theta^i e_{t-1}^i \tag{4.3}$$

其中（$i=1$，2，…，k），并假设e_t^i服从多元正态分布：

$$\begin{pmatrix} e_t^1 \\ e_t^2 \\ \vdots \\ e_t^k \end{pmatrix} \sim \mathrm{N}\left(\begin{pmatrix} 0 \\ 0 \\ \vdots \\ 0 \end{pmatrix}, \begin{pmatrix} \sigma_1^2 & \sigma_1 \rho_{1,2} \sigma_2 & \cdots & \sigma_1 \rho_{1,k} \sigma_k \\ \sigma_1 \rho_{1,2} \sigma_2 & \sigma_2^2 & & \sigma_2 \rho_{k-1,k} \sigma_k \\ \vdots & & \ddots & \vdots \\ \sigma_{k-1} \rho_{k-1,k} \sigma_k & \sigma_2 \rho_{k-1,k} \sigma_k & \cdots & \sigma_k^2 \end{pmatrix}\right) \tag{4.4}$$

至此，式（4.2），（4.3）和（4.4）构成包含不同组别死亡率变动相关性的多元Lee-Carter模型。

① 虽然此处限定了κ_t项的具体表达式，但是后面的研究框架并不限于该情形，可以推广到其他情形。

4.4 整体留存人数预测模型

4.4.1 整体留存人数预测步骤

对于某一封闭人群，在使用前文选取的动态死亡率模型对死亡率预测的基础上，可以进一步对留存人数进行预测。在使用动态死亡率模型进行预测时，下一年的留存人数为：$E_{x+1,t+1}=E_{x,t}-E_{x,t}\cdot m_{x,t}$，当预测期增加，就会出现两个随机变量乘积的形式，例如预测期为两年时有：$E_{x+2,t+2}=(E_{x,t}-E_{x,t}\cdot m_{x,t})-(E_{x,t}-E_{x,t}\cdot m_{x,t})\,m_{x+1,t+1}$。此时对于留存人数分布函数的理论研究就会变得困难，预测期越长，这种难度会快速上升。所以在对$D_{x,t}$或$E_{x,t}$分布函数表达式进行推导存在困难时，下文借鉴Blake等（2008）研究方案，建立基于Bootstrap方法整体留存人数分布函数数值估计框架，具体步骤如下：

（1）首先根据$\begin{pmatrix} e_t^1 \\ e_t^2 \\ \vdots \\ e_t^k \end{pmatrix} \sim \mathrm{N}\left(\begin{pmatrix} 0 \\ 0 \\ \vdots \\ 0 \end{pmatrix}, \begin{pmatrix} \sigma_1^2 & \sigma_1\rho_{1,2}\sigma_2 & \cdots & \sigma_1\rho_{1,k}\sigma_k \\ \sigma_1\rho_{1,2}\sigma_2 & \sigma_2^2 & & \sigma_2\rho_{k-1,k}\sigma_k \\ \vdots & & \ddots & \vdots \\ \sigma_{k-1}\rho_{k-1,k}\sigma_k & \sigma_2\rho_{k-1,k}\sigma_k & \cdots & \sigma_k^2 \end{pmatrix}\right)$产生一组随机数$\begin{pmatrix} e_t^1 \\ e_t^2 \\ \vdots \\ e_t^k \end{pmatrix}$；

（2）将该随机数代入上一节确定的时间序列模型$\kappa_t^i=\kappa_{t-1}^i+e_t^i+C^i+\theta^i e_{t-1}^i$中，得到$\kappa_t^i$；

（3）因为$\varepsilon_{x,t}^i$间相互独立，所以可以通过$\varepsilon_{x,t}^i \sim N(0,\ \sigma_{x,t,i}^2)$分别产生一组随机数$\varepsilon=\begin{pmatrix} \varepsilon_{x,t}^1 \\ \varepsilon_{x,t}^2 \\ \vdots \\ \varepsilon_{x,t}^k \end{pmatrix}$，然后将$\alpha_x^i$，$\beta_x^i$，$C^i$，$\kappa_t^i$，$(i=1,\ \cdots,\ k)$的估计值$\hat{\alpha}_x^i$，$\hat{\beta}_x^i$，$\kappa_t^i$以及$e_t$和$\varepsilon_{x,t}$代入$m_{x,t}^i=\exp(\alpha_x^i+\beta_x^i\kappa_t^i+\varepsilon_{x,t}^i)$中得到$m_{x,t}^i$；

（4）根据$m_{x,t}^i$和$q_{x,t}^i$间近似转换关系式$q_{x,t}\approx 1-e^{-m_{x,t}}$，将模拟得到的$m_{x,t}^i$转化为$q_{x,t}^i$，并将$q_{x,t}^i$，$E_{x,t}^i$代入$D_{x,t}^i=q_{x,t}^i E_{x,t}^i$，得到$D_{x,t}^i$；

（5）由$E_{x+1,t+1}^i=E_{x,t}^i-D_{x,t}^i$得到本期期末男性和女性人口数，将以上过程扩展到$m$

期，得到一个人口数变动数列$\left\{E_{x,t}^{i}, E_{x+1,t+1}^{i}, \cdots, E_{x+m,t+m}^{i}\right\}$。

将步骤（1）~（5）重复n次，将得到n组人群m期变动数列模拟值；利用每个时刻$t+i$上的n组$E_{x+i,t+i}^{i}$值，可以得到相应的密度（或分布）函数估计。使用密度（或分布）函数可以得到相应的期望、方差和分位数等数字特征的估计结果。至此，构建了能够反映死亡率变化中相关性的整体留存人数预测模型及其计算框架。该模型与现有方案最主要的差异在于从死亡率模型的内在参数设定上体现出死亡率变动的相关性，接下来的章节就利用该方法对保单组留存人数进行估计。

4.4.2 保单组留存人数预测

作为本章整体留存人数预测模型的一个例子：以社会养老保险和保险公司关注的老年群体为例，在初始时刻$t_0=2012$，由男性和女性两个年龄达到$x_0=60$保单组，初始投保人数为$E_{x_0,t_0}^{M}=E_{x_0,t_0}^{F}=10000$，并假设这组人群的死亡率具有和3.2中介绍的中国人口死亡率数据一致的变动规律。

本书借鉴Blake等（2008）研究方案，分别对男性和女性保单组留存人数变动轨迹，做10000次模拟，将得到10000组模拟数据。为了展现分布随时间变动的趋势和特点，书中绘制了每一年男性和女性留存人数不同概率下的分位数图（详见图4-3[①]和图4-4），图中中心位置为常用的最优估计结果（即50%分位数），此后每一条曲线代表概率变动5%的分位数估计结果，随着概率值分别向0，1靠近时，图中绘制曲线的颜色也在逐渐变弱，表示其发生概率逐渐减小。

图4-3和图4-4显示，保单组留存人数的整体下降过程呈现出两个不同阶段，首先在80岁前出现一个较快速下降。在80岁以后这种下降趋势将会减缓。在整个曲线下降过程中，男性人口曲率大于女性人口，下降速度更快。同时，男性和女性人数下降过程中，方差随预测期延长出现了增加趋势。从数据上来看，这种趋势会在预测期为30年时达到峰值，随后会出现下降趋势。这是因为在研究期初和研究期末（年龄达到极限寿命）人口数都是一定的，所以出现这样的方差倒U型变动趋势

①在预测男性人口死亡率$m_{x,t}^{M}$时，如前文所述系数β_{80-84}^{M}和$\beta_{85^+}^{M}$为负，王晓军、米海杰（2013）给出了相近的计算结果，如果直接使用该数值进行预测会使得留存人数预测结果的方差出现意外的收敛，与其他国家研究结果明显不同。这种不同主要源于高龄人群死亡率突然恶化。同时按照人口死亡率改善规律，在未来不久，男性高龄人口的死亡率也会出现改善，因此书中在高龄阶段，采用了女性人口的死亡率改善数值，即令$\beta_{80-84}^{M}=\beta_{80-84}^{\mathrm{F}}$和$\beta_{85^+}^{M}=\beta_{85^+}^{\mathrm{F}}$，虽然这样做会影响精度，但却能完整地勾勒出未来的变动趋势，得到与国际上相关研究一致的结果。

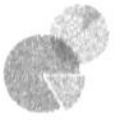

是合理的。

此外值得说明的是，图4–3中展现男性留存人数的变动趋势和国外研究成果（Blake et al，2008）展现的留存人数变动趋势更加一致，而图4–4中女性留存人数在尾部出现的发散趋势尚未在其他国家留存人数的研究成果中出现。通过数据分析，我们认为中国女性留存人数尾部发散的原因是由于女性死亡率改善序列的波动性要明显高于中国男性人群，同时也高于其他国家已有研究成果①。因此笔者认为男性留存人数变动更符合国际人口变动趋势。

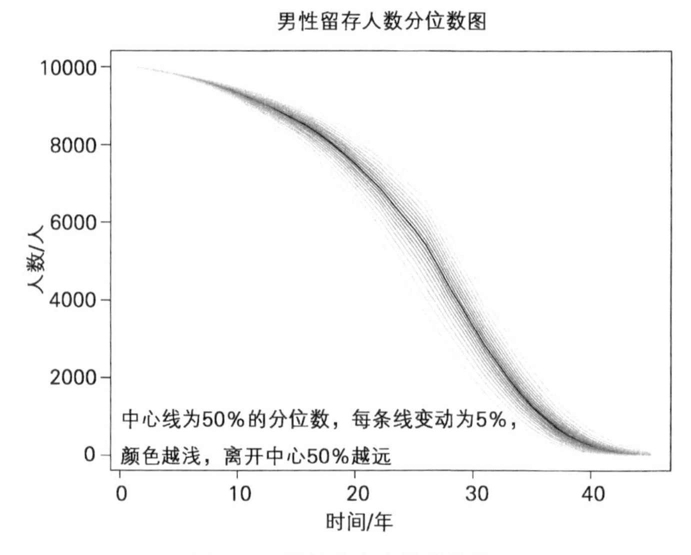

图 4–3　男性留存人数分位数图

资料来源：作者计算所得。

①经计算，中国女性人口死亡率改善进程中的波动性（方差）估计结果为：$\sigma_F^2 = 9.749264$，中国男性死亡率改善进程中的波动性（方差）估计结果为：$\sigma_M^2 = 1.174232$。女性人口死亡率波动方差大幅高于男性的估计结果，也高于国际研究结果（多数国家取值0.5到1.5区间），作者认为女性人口方差偏高的一个原因是中国女性死亡率数据质量问题所引起的波动变大（例如图4-2中显示：在2000年女性人口死亡率出现了大幅改善，而在2001年这种改善又意外减小了），不具有代表性，不适合代入预测模型。在没有获得合理的估计值之前，后文假定同一地区的人口死亡率波动具有相同特征，将女性人口的数据波动修改为和男性一致的取值。

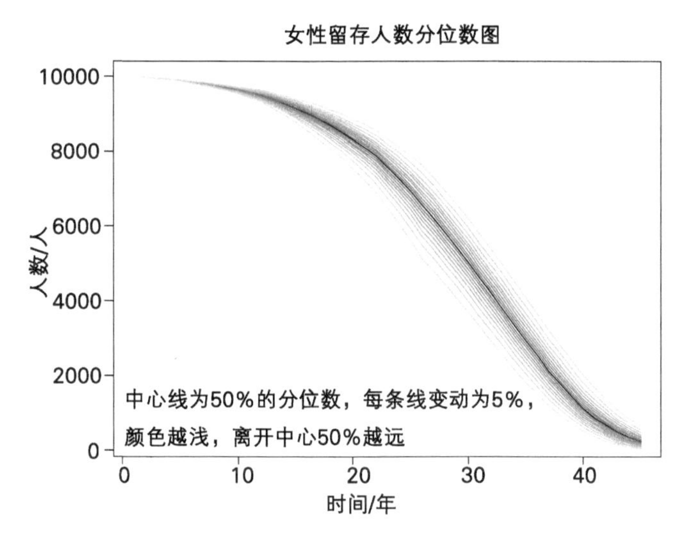

图 4–4　女性留存人数分位数图

资料来源：作者计算所得。

图4–5和图4–6中给出了未来5、10、20、30、40、44[①]年后男性和女性留存人数分布的变动趋势。首先，初期留存人数呈对称分布。然后，随着时间的推移，死亡率不断改善，分布呈现出了左偏状态，也就是说随着死亡率的改善，未来可能剩下更多人口，不过这种左偏状态，会随着预测期增加开始改变，逐步转为对称。在极限年龄临近时，人口数急剧下降，使得整个分布呈现出了右偏状态。这种保单组留存人数分布形态变动的不规律性，也体现出对其进行理论分布推导的困难，因此本书选用Bootstrap方法对保单组留存人数分布进行估计应该是一个恰当的选择。

① 第45年时达到设定的极限寿命105岁，年末人数将为0，故此处给出了前一年的情况。

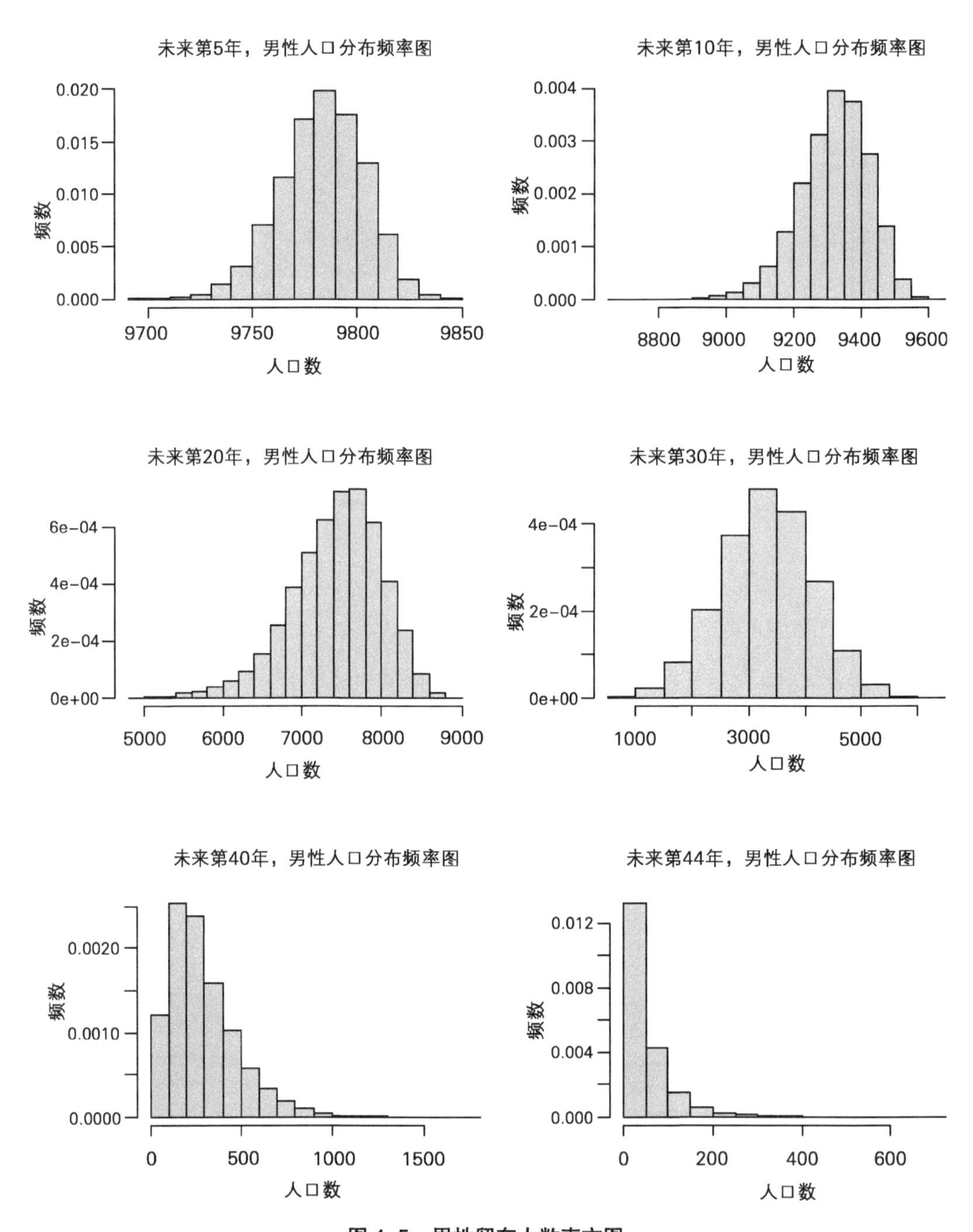

图 4-5 男性留存人数直方图

资料来源：作者计算所得。

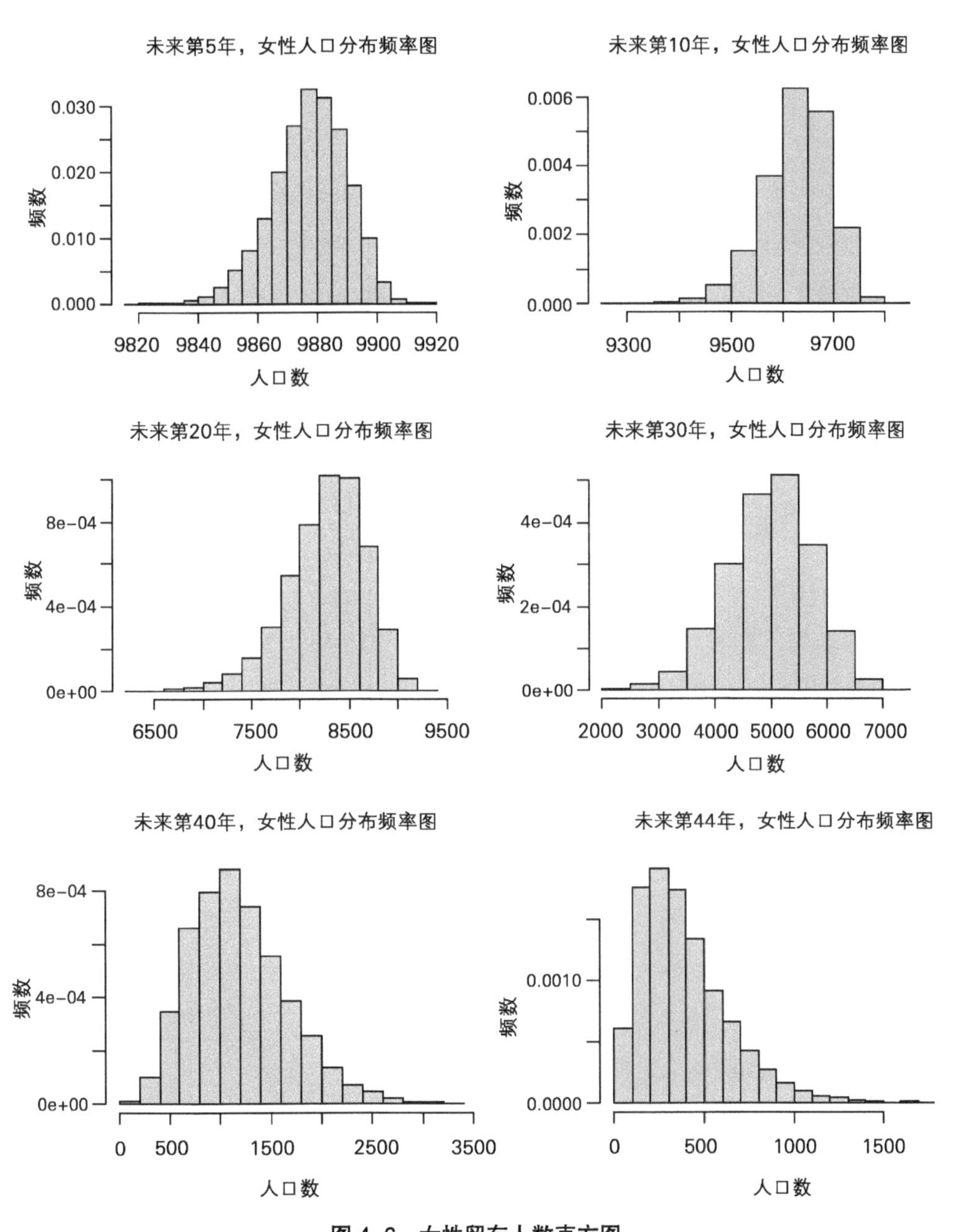

图 4–6 女性留存人数直方图

资料来源：作者计算所得。

4.4.3 整体留存人数预测

除了对单一组别留存人数的预测，实际中还将遇到一些经济、社会问题，需要对有不同性别、地域、经济和社会地位构成人群的整体留存人数做出预测，包括预测相应的期望、分位数以及分布形态。例如在估计社会养老保险承担的债务时，就需要用到男性和女性整体留存人数的期望预测；根据Solvency Ⅱ监管标准（参见5.3.1），在度量整体长寿风险时，需要预测整体留存人数的方差或分位数。现有文献上，例如王晓军、蔡正高（2008），祝伟、陈秉正（2012），通常在不同组别独立估计的基础上通过简单相加获得保单组合留存人数的预测结果。理论上，这样的相加对于期望的研究是可以的，但无法满足对方差、分位数和分布函数的研究（参见4.4.4）。而4.4.1节介绍的整体留存人数估计模型可以很好地满足这类研究要求。

与第3章例子相同，下文对其介绍的各10000名男性和女性构成的保单组合进行整体留存人数预测。根据前文确定的式（3.1）和式（3.2）中各参数取值，同时使用ARIMA（0，1，1）对序κ_t^G列进行拟合得到：

$$\kappa_t^M = \kappa_{t-1}^M + e_t^M - 0.448 - 0.132 e_{t-1}^M \tag{4.5}$$

$$\kappa_t^F = \kappa_{t-1}^F + e_t^F - 0.716 - 0.218 e_{t-1}^F \tag{4.6}$$

将前文相关性研究中得到相关系数ρ的估计值0.88，带入式（4.1），得到$\begin{pmatrix} e_t^M \\ e_t^F \end{pmatrix}$的分布估计：

$$\begin{pmatrix} \hat{e}_t^M \\ \hat{e}_t^F \end{pmatrix} \sim N\left(\begin{pmatrix} 0 \\ 0 \end{pmatrix}, \begin{pmatrix} 1.17 & 1.03 \\ 1.03 & 1.17 \end{pmatrix}\right) \tag{4.7}$$

使用上一节介绍的基于Bootstrap方法的整体留存人数预测模型，进行10000次模拟，可以得到男性、女性和整体留存人数的预测结果。在对男性留存人数预测时，所使用的模型和参数均未发生改动，所以男性人群的估计结果与前文一致。另一方面，由于调整了女性人口改善进程中的方差的取值，女性人口的估计结果出现了明显变动，下文给出新参数环境下女性留存人数的预测结果（参见图4-7），以及整体留存人数的预测结果（参见图4-8、图4-9和附表C-1）。

4.4.4 与现有预测方法的比较

前文指出，现阶段的研究方法是分别对男性和女性人口进行预测，然后再加总得到整体留存人数预测（下面简称现有方法①），现有方法虽然能够给出未来留存人数预测的期望值，但是无法给出方差、特定分位数和分布函数的准确预测，这种预测方法有可能引发风险低估。下文将从理论和数值计算两个角度对使用现有方法和

① 此时相当于将残差矩阵设定为$\begin{pmatrix} e_t^M \\ e_t^M \end{pmatrix} \sim N\left(\begin{pmatrix} 0 \\ 0 \end{pmatrix}, \begin{pmatrix} 1.17 & 0 \\ 0 & 1.17 \end{pmatrix}\right)$。

本书给出的整体留存人数建模方法（下面简称整体预测方法）预测效果进行比较。

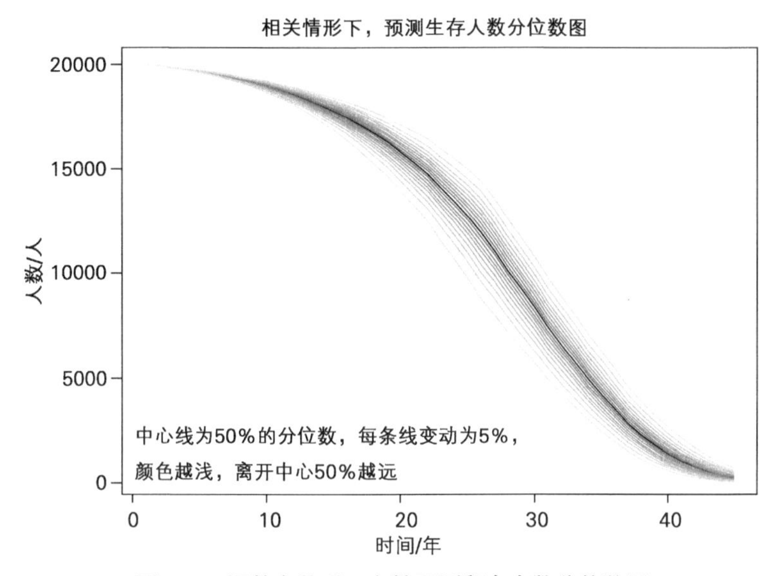

图 4-7　调整参数后，女性预测留存人数分位数图

资料来源：作者计算所得。

注：新参数下，女性留存人数分位数图和前文给出的男性留存人数分位数图以及Blake等(2008)文中给出的女性留存人数分位数图形态相近。

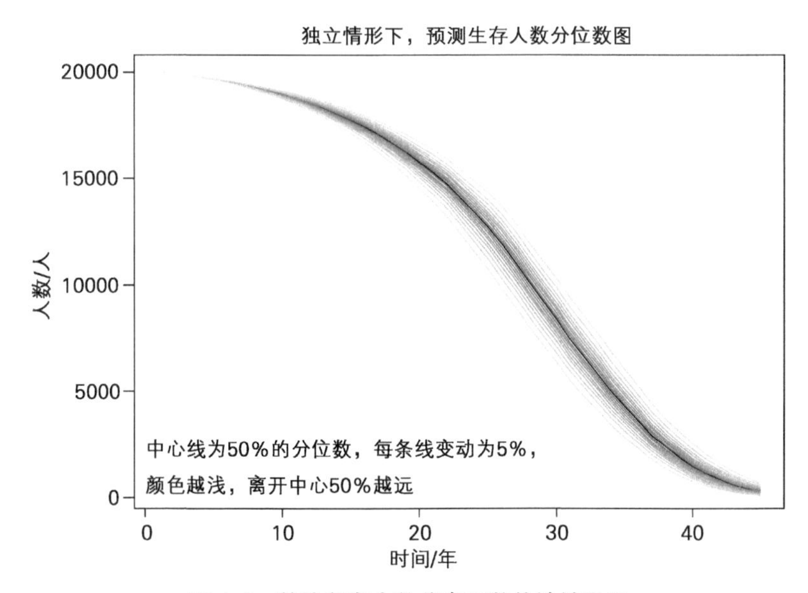

图 4-8　整体留存人数分布函数估计结果图

资料来源：作者计算所得。

注：假设死亡率独立情况下，基于整体人口预测方法得到的未来45年留存人数分布函数估计结果。

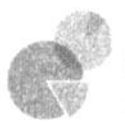

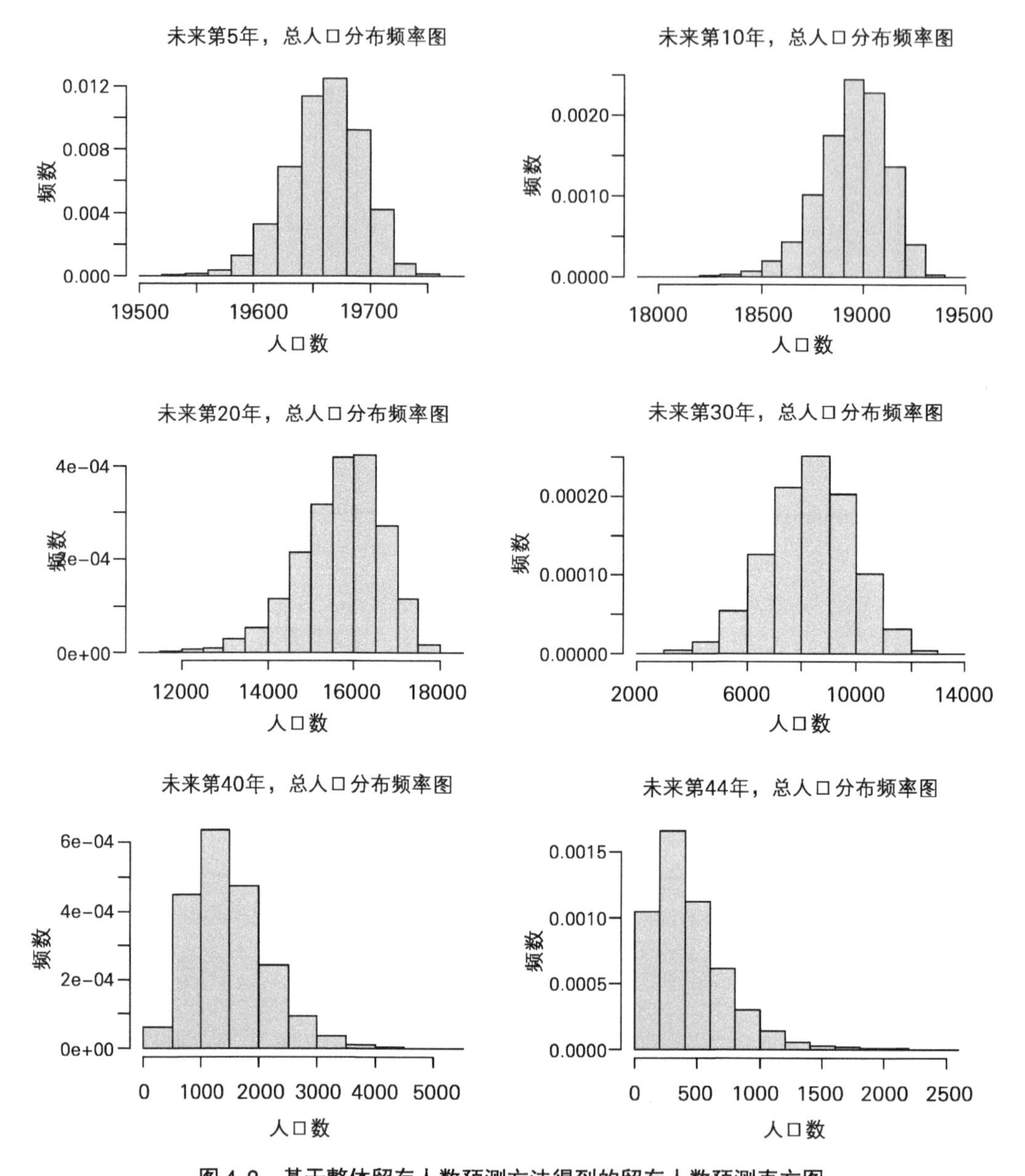

图 4-9　基于整体留存人数预测方法得到的留存人数预测直方图

资料来源：作者计算所得

注：考虑男性和女性死亡率改善相关关系时，基于整体留存人数预测方法得到的未来第5、10、20、30、40、44年，整体留存人数。

（1）理论解释

假设研究者分别使用死亡率模型（例如Lee-Carter模型）对男性和女性死亡率建模，并在死亡率预测的基础上分别得到男性和女性留存人数的预测结果，包括留存人数的期望$E(E_{x,t}^{G})$、方差$D(E_{x,t}^{G})$和（由于理论推导困难，只能获得）没有显性表达式的分布函数$F(E^G_{x,t})$。

根据数理统计知识，无论变量间是否存在相关关系，有如下结论：$E(E^F_{x,t}+E^M_{x,t})=E(E^F_{x,t})+E(E^M_{x,t})$，这就意味着研究者通过单独对男性和女性留存人数期望的预测，可以获得相应的男性和女性整体留存人数期望的预测结果。

但是对方差的估计就没有这么幸运了，根据数理统计知识$D(E^F_{x,t}+E^M_{x,t})=D(E^F_{x,t})+D(E^M_{x,t})+2COV(X,\ Y)D(E^F_{x,t})D(E^M_{x,t})$，只有在已知变量$E^F_{x,t}$和$E^G_{x,t}$独立情况下才有式$D(E^F_{x,t}+E^M_{x,t})=D(E^F_{x,t})+D(E^M_{x,t})$成立，否则在计算方差时应该考虑相关性的影响，这就意味现有方法，因为没有考虑相关性，而无法准确预测整体留存人数的方差，当男性和女性留存人数变动存在正相关关系时（$COV(X,\ Y)>0$），会低估风险。

对于更加复杂的留存人数预测分布函数$F(E^F_{x,t}+E^M_{x,t})$，根据数理统计知识，在有了$F(E^G_{x,t})$之后，可以使用卷积公式获得，然而对于没有显性表达式的$F(E^G_{x,t})$，通过理论计算获得$F(E^F_{x,t}+E^M_{x,t})$变得不可能实现，只有通过统计模拟获得$F(E^F_{x,t}+E^M_{x,t})$的数值结果，现有方法因为忽略了变量间的相关性，对方差的估计已经不准确，因此据此获得留存人数分布函数的预测也将变得不准确。

（2）数值比较

前文在考虑男性和女性死亡率具有相关关系时，基于整体留存人数预测模型，对2020年60岁男性和女性各10000人构成的整体人群未来45年留存人数进行预测。为了方便进行对比，下面将在男性和女性死亡率改善相互独立的假设下[①]，使用现有的分性别估计方案，对相同人群未来45年的留存人数进行预测，预测结果详见图4-10，基于该结果还可以计算期望、标准差和分位数。

图4-10中分别绘制了使用现有方法和整体预测方法得到的未来45年内男性、女性和总体留存人数均值预测值（共计6个预测值）。在图4-11中，只能清晰辨别出三条曲线，这是因为使用两种不同方法分别得到三个期望的估计值完全一致，所以其绘制出的曲线黏合在一起，无法清晰辨别。其中（由下向上第一、第二）两（实际是四条线）条曲线，分别体现了两种方法估计得到的男性和女性期望的预测结果，由于相关性对单个组别期望的估计并不产生影响，所以两个估计结果一致在情理之中。另一条曲线描述了整体留存人数的期望值，由于相关性对于期望求和不产生影响，所以两个计算结果也是一样的，图形上也显示为两条曲线黏合在一起（由下向上第三条线）。

① 现有方法中对不同保单组留存人数分别估计再加总的方案，由于忽略了保单组留存人数变动过程中的相关性，等价于独立情形下的估计结果。

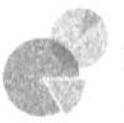

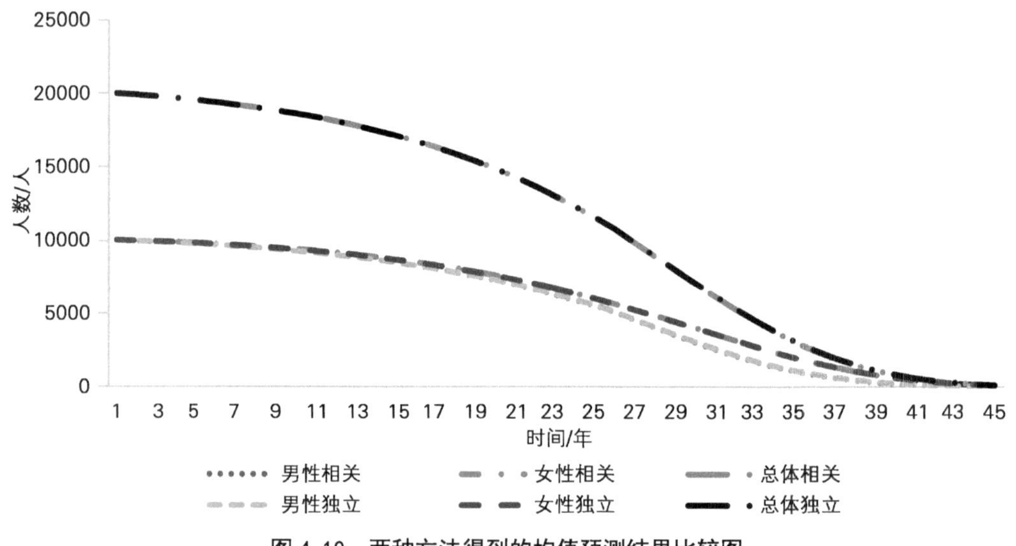

图 4-10 两种方法得到的均值预测结果比较图

资料来源：作者计算所得。

在对期望预测时，两种方法得到完全一致的结果，可能会让使用者误认为现有方法是有效的，但事实上这只是一个巧合，而不是正确的路径。在需要预测留存人数的方差等相关数值时，现有方法就没有这样幸运了。图4-11中依然分别绘制了使用分性别估计和整体预测方法得到未来45年内男性、女性和总体留存人数方差的估计值（共计6个估计值）。但在图4-11中，能够清晰辨别出四条曲线，比图4-10中多一条可以辨识的曲线。

图4-11中（由下向上第一、第二）两条曲线，分别体现了两种方法估计得到的男性和女性方差的预测结果（共计四条线），由于相关性对单个组别的方差估计并不产生影响，所以使用两种不同方法得到男性和女性留存人数预测值的波动方差相同，据此绘制出的四条曲线黏合在一起，只能清晰辨别出两条。另外的两条曲线就体现了使用两种不同方法对整体方差估计结果的不同，其中使用现有方法得到的男性和女性方差预测结果（由下向上第三条线）明显低于使用整体预测方法得到的方差值（由下向上第四条线），体现了现有方法对方差可能产生低估的负面影响。

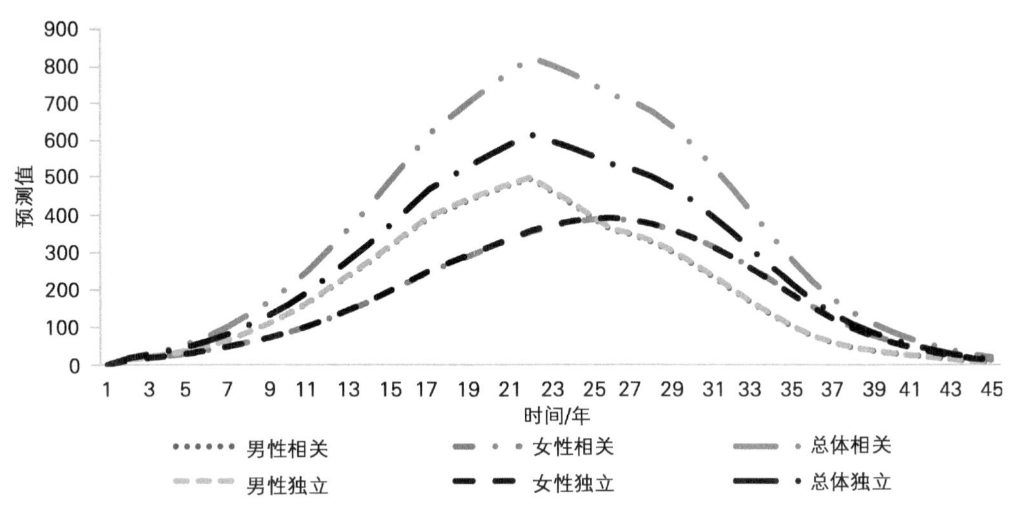

图4-11 两种方法得到的方差预测结果比较图

资料来源：作者计算所得。

标准差的不同也会引发两种方法对留存人数分布函数的预测结果不同，在现有方法获得的标准差较小，意味着留存人数预测结果更加集中，体型更加“轻盈”；相对应的，整体预测方法获得的标准差较大，意味着留存人数预测结果更加分散，体型更加“丰满”（详见图4-7，图4-10）。

图4-12 相关（左）和独立（右）假设下，保单组留存人数方差图中带圈虚线为男性保单组留存人数与女性保单组留存人数波动标准差之和。图形显示整个波动随着保单合约期的延长具有先上升、后下降的倒U型趋势，与图4-10和图4-11体现出的信息一致。同时图中实线分别表示在两种不同假设下，获得的总人口生存数的方差，左图为假设男性人口和女性人口死亡率波动具有相关性情况下获得的留存人数标准差图，右图为假设男性人口和女性人口死亡率波动独立情况下获得的留存人数标准差图。通过对图形观察可以看出，两条实线的取值具有明显不同，无视男性人口和女性人口死亡率波动中的相关性，直接假设独立，此时会低估保单组合留存人数预测方差。

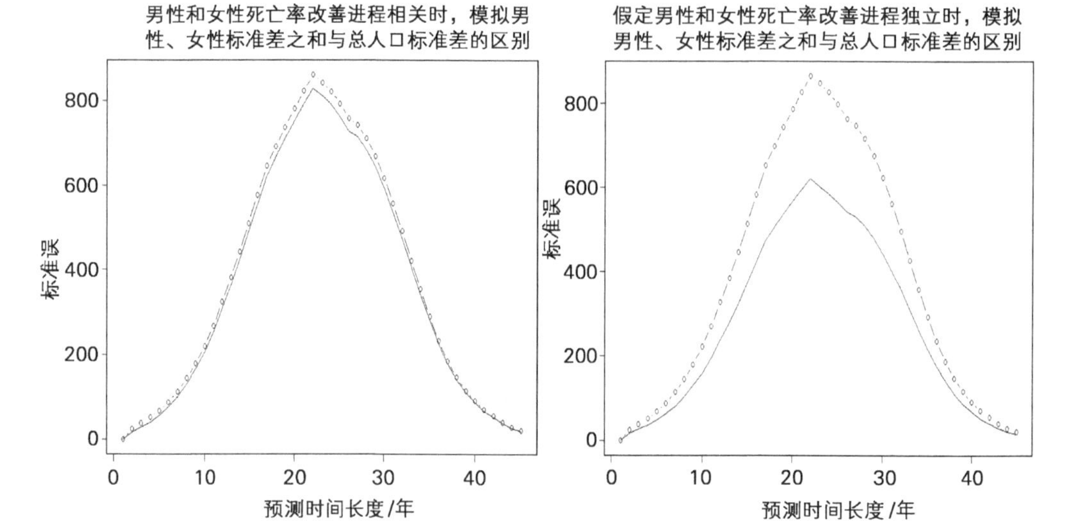

图 4-12 相关（左）和独立（右）假设下，保单组留存人数方差图

资料来源：作者计算所得。

4.5 小结

实际经验和历史数据都显示在不同地域，性别与阶层人口死亡率变动具有相关性，本章从死亡率相关性入手，将死亡率的相关性在时间和年龄两个维度分解，并将这种相关性融合到Lee-Carter模型中得到多元Lee-Carter模型。

结合本章提出的多元Lee-Carter模型，借鉴Blake等（2008）研究方案，建立基于Bootstrap方法整体留存人数分布函数预测方案。本章以中国60岁男性和女性人群为例对整体留存人数进行了预测。此外本方法还将应用于第7章保单组偏差风险的研究中，对不同区域留存人数进行整体预测。此外对现有方法和整体预测方法进行了对比研究，研究结果显示现有方法在进行留存人数期望预测时是有效的，但是在对波动性（方差）、分位数和分布函数预测时就会出现偏差。在对多组人群留存人数预测时，为了得到更准确的结果，笔者推荐使用本章介绍的模型。

附录C

表C-1 两种预测两种方法预测结果汇总

预测期	独立						整体					
	男		女		男+女		男		女		男+女	
	均值	标准差	均值	标准差	均值	标准差	均值	标准差	均值	标准差	均值	标准差
1	10000	0	10000	0	20000	0	10000	0	10000	0	20000	0
2	9995	3	9970	2	19965	4	9956	3	9970	2	19926	4
3	9905	7	9943	4	19848	8	9904	7	9943	4	19847	10
4	9847	13	9912	7	19759	15	9847	13	9912	8	19759	39
5	9783	20	9878	11	19661	23	9784	20	9878	13	19662	19
6	9714	29	9839	17	19553	34	9713	29	9839	19	19552	31
7	9637	40	9796	24	19433	47	9636	40	9796	27	19431	47
8	9542	57	9747	33	19289	66	9541	58	9746	37	19287	66
9	9438	77	9691	44	19129	89	9437	78	9691	49	19127	93
10	9323	100	9630	57	18953	116	9321	102	9629	63	18950	125
11	9196	128	9560	72	18756	147	9194	128	9559	80	18753	162
12	9057	159	9483	89	18540	182	9054	161	9481	99	18535	207
13	8917	194	9378	113	18295	224	8914	197	9375	126	18289	257
14	8764	232	9261	141	18025	271	8760	236	9258	157	18018	319
15	8596	275	9131	172	17727	324	8592	281	9127	192	17719	389
16	8413	323	8987	208	17400	383	8409	330	8982	232	17391	468
17	8214	376	8828	248	17042	449	8210	384	8822	278	17032	556
18	7974	431	8661	283	16635	514	7969	441	8653	316	16622	655
19	7716	491	8476	320	16192	584	7710	502	8468	358	16178	749
20	7441	555	8275	362	15716	660	7433	567	8266	405	15699	852
21	7147	622	8056	406	15203	740	7138	635	8045	456	15183	962
22	6835	690	7817	455	14652	8254	6826	704	7806	510	14632	1080
23	6484	760	7517	507	14001	912	6475	776	7505	569	13980	1203
24	6118	829	7194	561	13312	1001	6108	846	7182	629	13290	1460
25	5737	896	6851	618	12588	1089	5728	912	6839	691	12567	1587
26	5436	958	6487	675	11923	1173	5337	973	6476	753	11813	1709
27	4833	980	6139	680	10972	1195	4826	939	6129	758	10955	1679
28	4323	993	5771	683	10094	1208	4315	898	5765	761	10080	1642
29	3823	993	5386	684	9209	1208	3814	853	5382	761	9196	1597
30	3339	981	4988	683	8327	1198	3326	803	4986	760	8312	1546

续　表

预测期	独立						整体					
	男		女		男+女		男		女		男+女	
	均值	标准差	均值	标准差	均值	标准差	均值	标准差	均值	标准差	均值	标准差
31	2879	955	4578	678	7457	1174	2858	748	4578	751	7436	1485
32	2446	916	4160	670	6606	1138	2418	689	4162	745	6580	1416
33	2046	864	3739	657	5785	1089	2009	625	3743	729+	5752	1338
34	1684	802	3320	639	5004	1029	1638	559	3326	709	4964	1253
35	1361	731	2909	616	4270	959	1308	491	2917	683	4225	1160
36	1082	656	2512	586	3594	883	1020	424	2521	651	3541	1061
37	843	576	2134	552	2977	801	776	358	2145	612	2921	958
38	643	496	1782	511	2425	716	575	295	1793	568	2368	852
39	482	420	1458	466	1940	630	413	237	1470	519	1883	746
40	353	349	1169	417	1522	546	288	185	1181	465	1469	642
41	253	284	916	366	1169	465	194	141	928	409	1122	542
42	178	226	700	314	878	389	126	104	712	351	838	449
43	122	178	521	262	643	319	79	74	532	295	611	364
44	82	137	377	214	459	255	48	51	388	242	436	289
45	55	105	265	169	320	200	28	34	278	193	306	224
46	0	0	0	0	0	0	0	0	0	0	0	0

资料来源：作者计算所得。

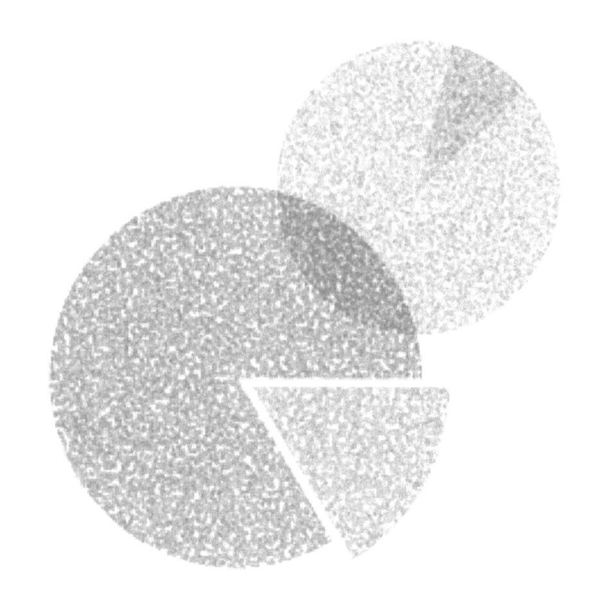

5　长寿风险资本要求

为了应对长寿风险，保险公司需要对风险规模有清晰的认识。迄今为止，国内已有文献主要使用内部模型，针对中国保险公司的长寿风险做了度量。2016年实施的C-ROSS，为长寿风险度量提供了重要参考和强制标准。本章在对C-ROSS标准模型技术细节探讨的基础上，计算相应的长寿风险官方要求。根据文献梳理和本章研究显示：长寿风险会给整个年金支付现值带来2% ~ 6%的增加，其中由波动性长寿风险引发的支付增加为1.6% ~ 4%，（监管要求的）趋势性长寿风险引发的支付增加为1% ~ 3%。高利率环境下，长寿风险影响降低，相应的资本要求减少；反之，低利率环境下，长寿风险影响升高，相应的资本要求增加。此外，与欧盟Solvency Ⅱ相比，C-ROSS充分考虑了中国人口死亡率改善特点和未来发展趋势，在资本约束较强的背景下，设定了一个审慎、简洁的长寿风险资本要求。

5.1 引言

长寿风险是指由未来死亡率变动不确定性，从而引发养老保险投保人群个人或总体人群平均寿命高于预期而产生财富储备不足的风险（MacMinn et al. 2006，Stallard 2006）。如第1章所述，这种不确定性从理论上可以分为趋势性的和波动性的。为此，养老金计划或者保险公司（以下合并简称：保险公司）在正常经营中必须面对和管理这两种风险。

在现有长寿风险度量和管理技术不完善的背景下，保险公司都将主动或被动承担部分长寿风险。作为风险管理中可选方案（参见6.1节）之一，保险公司在保留该风险时，需要储备足够资本以应对死亡率意外波动引发的风险。此时，一个直接的问题就是，相应的风险敞口有多大?

根据欧盟Solvency II中偿付能力资本要求的计算规则，在相同标准下，保险公司可以通过标准模型或内部模型两种方案来确定资本要求。由于此前中国尚未推出官方标准监管模型，迄今针对中国保险公司经营年金产品中的长寿风险度量方法和结果（包括本书第2、第3、第4章）的研究，都是基于风险理论在不同假设条件下得到的风险度量，属于内部模型的讨论范围。2016年是中国风险导向的偿付能力体系（China Risk Oriented Solvency System），简称为C-ROSS，全面实施元年。其中C-ROSS对长寿风险的监管标准，是中国第一个长寿风险度量的标准模型，该标准是建立在大量数据和调研基础上的，体现了中国保险行业真实的风险水平，是一个强制的监管标准，对长寿风险管理具有非常重要的参考意义。

本章将对C-ROSS中长寿风险资本要求相关技术细节和标准设定加以讨论。主要包括以下三部分：第二节对长寿风险度量研究成果做了简要回顾；第三节简要介绍了欧盟和中国新一代偿付能力监管中关于长寿风险资本要求的监管标准；第四节，在对C-ROSS技术细节讨论的基础上，计算了标准模型下的资本要求，并评价了资本要求的充足性。

5.2 长寿风险度量研究概述

虽然保险公司风险偏好是管理风险，而非承担风险，并通过产品设计、再保险、长寿风险对冲（参见6.1节）转移长寿风险，但由于长寿风险度量精度限制和长寿风险转移工具缺乏，在一段时期内，保险公司需要承担部分甚至全部长寿风险，因此对这部分风险进行度量是有必要的。国内使用内部模型度量中国保险公司长寿风险的主要成果包括：祝伟和陈秉正（2008）、杜鹃（2008）、祝伟和陈秉正（2012）、金博轶（2012）和王志刚等（2014）。这些研究成果中对于趋势性长寿风险的度量有祝伟和陈秉正（2008）、杜鹃（2008）通过比较中国寿险生命表CL（1990—1993年）和CL（2000—2003年）中死亡率的变动，分析了忽略死亡率改善引发的趋势性长寿风险对个人年金产品价格变动的影响，祝伟和陈秉正（2008）研究显示趋势性长寿风险会增加保单支付10%以上。祝伟和陈秉正（2012）指出应该在产品定价中考虑死亡率的趋势变动，否则会面临趋势性长寿风险，5%的死亡率改善会引发7%的支付增加，并指出在缺乏新的生命表情况下，如果不考虑死亡率改善，直接使用旧的静态生命表对年金定价也会导致保险公司面临趋势性长寿风险。赵明（2019）研究了1950年至2018年的死亡率数据，并在此基础上建立了随机死亡率模型，研究显示表明稳健模型在长寿风险度量方面具有较低的模型风险，有利于养老金体系保留更充分的风险资本。肖鸿民（2020）指出动态生命表的度量避免了对长寿风险的保守估计导致的保险公司资金的闲置，提高了资本转换的水平，在整体上降低了公司面临的风险。贺磊和林琳（2021）运用多元Copula和AR(n)-LSV模型构建了随机动态死亡率模型，并在此基础上进一步运用VaR、TVaR、G1ueVaR对长寿风险进行测度。贺磊和马昕（2021）基于死亡率不确定性利用VaR和CVaR估算基本养老保险制度财务缺口上限和超过上限的尾部风险，结果表明经济发达、人口密集的省份未来面临的长寿风险较大。

除了趋势性长寿风险，保险公司还要面对波动性长寿风险，现阶段多数保险公司选择承担该风险，保险公司有必要对该风险有清晰的认识和准确度量。祝伟和陈秉正（2012）在研究趋势性长寿风险资本要求的同时，也度量了波动性长寿风险影响，波动性长寿风险会带来0.14% ~ 7%的支付增加。由于技术条件的限制，祝伟和陈秉正（2012）的研究直接从死亡率改善获得了波动性长寿风险的估计，省略了留存人数的估计这一步骤，并没有清晰地体现出“死亡率波动→保单组留存人数波动→保单组责任支付波动→波动性长寿风险”这一波动性长寿风险产生的内在逻辑，影响了对波动风险度量结果的信力。

王志刚等（2014）使用BootStrap方法，获得了基于Lee-Carter模型的死亡率的分布形态，并进一步得到由死亡率波动引发保单组留存人数波动和保单组支付波动，获得了波动性长寿风险的度量，结果显示：对于男性保单组，2%的准备金可以抵御95%的波动性长寿风险。金博轶（2012）使用四种模型度量了长寿风险，研究结果显示波动性长寿风险会带来2.3% ~ 4.2%的支付增加。结合以上研究结果，考虑到不同假设和测试方法引发的计算结果不同，作者认为波动性长寿风险的资本要求应该在2% ~ 4%。

上文介绍的波动性和趋势性长寿风险资本要求的理论研究成果，对于促进内部模型的发展起着积极作用，也是确定标准模型参数的重要参考。这些研究结果都是基于特定假设条件下得到的，特别是针对趋势性长寿风险的研究。(在保险公司已经注意到不应该承担的趋势性长寿风险背景下，都会采取必要的方案，转移或规避这类风险。) 考虑到不同公司的风险转移方案和策略不同，趋势性长寿风险的管理效果和敞口也不同，理论研究成果只给出了一个宽泛的参考，此时经过充分调研的监管标准所体现出的整个行业风险标准，对于风险测量更具参考价值。

此外，中国保险业整体处于发展初期，制度和监管还有不完善之处，内部模型的使用会增加保险公司运营费用，也对监管部门提出更高要求。因此，国内未来一段时期内，内部模型主要是理论探讨，而无法用于实际监管，因此对于标准模型的研究将更具有实际意义，从2013年开始的第二代偿付能力建设工作，迄今取得了重要的进展，2016成为C-ROSS实施的元年，下文将对C-ROSS中的长寿风险度量标准模型进行介绍。

5.3 欧盟和中国长寿风险监管标准

标准模型是各国（或经济体），针对本国（或区域）公司风险管理的实际情况，指定的统一风险敞口计算标准。针对现行第一代偿付能力监管体系中存在一些不完善的地方[①]，自20世纪末，世界上几个重要经济体开始了新一代偿付能力体系建设工作，并提出了长寿风险监管标准。

迄今为止，已经建立和正在建立的以风险度量为基础的新一代偿付能力监管体系包括：美国的风险资本制度（Risk-Based Capital Standards），日本的偿付能力边际法（Solvency Margin Standard），澳大利亚的非寿险改革法案（General Insurance Reform Act），英国以加强资本（Enhanced Capital Requirement，ECR）和个别资本评估（Individual Capital Assessment）为基础的偿付能力监管标准体系，瑞士2006实施的瑞士偿付能力测试（Swiss Solvency Test，SST），欧盟的欧盟保险业偿付能力监管标准Ⅱ（Solvency Ⅱ）以及中国建立的中国风险导向偿付能力体系C-ROSS。

其中欧盟Solvency Ⅱ是历时最长、投入最多、对各类风险研究最为充分的新一代偿付能力监管体系，对相关概念、内在逻辑描述更为全面、清晰。因此本节将首先介绍欧盟的长寿风险度量和监管标准及其进展，然后介绍中国C-ROSS中的长寿风险监管标准。

5.3.1 Solvency Ⅱ长寿风险监管标准及进展简介

从2006年至2010年欧洲保险和职业养老金管理局（European Insurance and Occupational Pensions Authority）（以下简称为EIOPA）[②]陆续开展了5次量化影响研究［相关技术文档参阅EIOPA（2011），EIOPA（2008），EIOPA（2007），EIOPA（2006）］。

① 主要包括：1. 偿付能力额度监管在现实中导致监管资本与实际的经济资本相背离；2. 偿付能力尚未能反映出保险企业的整体风险管理水平；3. 偿付能力Ⅰ不能适应金融保险集团监管的要求，（参见陈志国. 欧盟保险偿付能力Ⅱ改革的最新进展 [J]. 保险研究，2008（09）：88-92.）

② QIS5技术文档是由当时称为欧洲保险与职业养老金监管委员会（Committee of European Insurance and Occupational Pensions Supervisors，CEIOPS）发布，2011年1月1日CEIOPS正式更名为EIOPA，为了保持上下文名称一致，本书全部使用EIOPA。

其间对长寿风险偿付能力资本要求（在QIS5中记为$Life_{long}$）计算的标准模型做过多次调整，并且根据保险公司实际数据计算结果，对模型中的参数进行了校正，以期建立一个一致、有效、审慎的长寿风险偿付能力资本要求标准模型。

偿付能力资本准备金主要为了保险公司有能力去应对非预期损失，以保证投保者的合法权益不受损失。在欧盟第二代偿付能力体系中，使用风险价值模型（Value at Risk，VaR）度量风险，即偿付能力设定为支付现值的1-α分位数。新一代偿付能力标准继承了上一代偿付能力中对于风险标准的设定，将α定为0.005，以保证保险公司具有抵御二百年一遇风险的能力。

在2010年8月至10月间进行的QIS5中，是最后一次量化影响研究。在QIS5技术文档中，EIOPA将偿付能力资本要求（SCR）分为基本偿付能力要求（Basic Solvency Capital Requirement，记为BSCR）、操作风险（The Capital Requirement for Operational Risk，记为SCRop）、通过技术手段和延迟税金实现风险吸收后，对基本偿付资本要求所做的调整项（Adjustment for The Risk Absorbing Effect of Technical Provisions and Deferred Taxes，记为Adj），这三部分之和便是SCR，记为：

$$SCR = BSCR + Adj + SCR_{op} \tag{5.1}$$

偿付能力资本要求（SCR）中基本偿付能力要求（BSCR）由市场风险偿付能力资本要求（SCR_{mkt}）、违约风险偿付能力资本要求（SCR_{def}）、寿险风险偿付能力资本要求（SCR_{life}）、健康险偿付能力资本要求（SCR_{health}）和非寿险风险偿付能力资本（SCR_{nl}）要求五个模块构成，技术文档中使用线性相关技术将五个模块子风险偿付能力要求汇总为基本偿付能力要求，BSCR的计算公式定义为：

$$BSCR = \sqrt{\sum_{i,j} Corr_{i,j} SCR_i \times SCR_j} + SCR_{\text{int}\,angibles} \tag{5.2}$$

其中$SCR_{\text{int}\,angibles}$是无形资产风险的资本要求，$SCR_i$和$SCR_j$是前文提及的五种风险，$Corr_{i,j}$是相应的相关系数矩阵，技术文档中的相关系数矩阵取值详见式（5.3）

$$Corr = \begin{pmatrix} mkt & 0.25 & 0.25 & 0.25 & 0.25 \\ 0.25 & def & 0.25 & 0.25 & 0.5 \\ 0.25 & 0.25 & life & 0.25 & 0 \\ 0.25 & 0.25 & 0.25 & health & 0 \\ 0.25 & 0.5 & 0 & 0 & nl \end{pmatrix} \tag{5.3}$$

寿险风险模块又由包括长寿风险模块在内的七个子模块构成，分别是：死亡风险偿付能力资本要求（$Life_{mort}$）、长寿风险偿付能力资本要求（$Life_{long}$）、残疾/发病风险偿付能力资本要求（$Life_{dis}$）、退保风险偿付能力资本要求（$Life_{lapse}$）、费用风险偿付能力资本要求（$Life_{\exp enses}$）、修订风险偿付能力资本要求（$Life_{revision}$）和巨灾风险偿付能力资本要求（$Life_{CAT}$），在QIS5中SCR_{life}的计算公式定义为$SCR_{life}=\sqrt{\sum_{r,c} CorrLife_{r,c} SCR_r \times SCR_c}$。其中$Corrlife_{i,j}$是相应的相关系数矩阵，在QIS5技术文档中相关系数矩阵取值为：

$$CorrLife=\begin{pmatrix} mort & -0.25 & 0.25 & 0 & 0.25 & 0 & 0.25 \\ -0.25 & long & 0 & 0.25 & 0.25 & 0.25 & 0 \\ 0.25 & 0 & dis & 0 & 0.5 & 0 & 0.25 \\ 0 & 0.25 & 0 & lapse & 0.5 & 0 & 0.25 \\ 0.25 & 0.25 & 0.5 & 0.5 & \exp enses & 0.5 & 0.25 \\ 0 & 0.25 & 0 & 0 & 0.5 & revision & 0.25 \\ 0.25 & 0 & 0.25 & 0.25 & 0.25 & 0.25 & CAT \end{pmatrix} \tag{5.4}$$

值得注意的是，在QIS5技术规范文档中，死亡风险和长寿风险偿付能力资本要求的相关系数为–0.25，是整个QIS5技术规范文档中仅有的几个取值为负的相关系数。负的相关系数暗示可以通过合理配比两种资产，在偿付能力资本要求一定的情况下扩大经营规模。经测算，当与死亡风险有关的产品和与长寿风险有关的产品按1∶1配置资本时，两种产品的实际资本要求可以降为不相关时总资本要求的66%，有效实现经营规模不变条件下降低整体资本要求目标，等价于执行了长寿风险和死亡风险自然对冲风险管理方案。

在长寿风险偿付能力资本要求具体计算方面，QIS5给出了基于情景（Scenario）的资本要求计算公式①：

$$Life_{long}=\sum_i (\Delta NAV \mid longevityshock) \tag{5.5}$$

其中i表示第i份与长寿风险有关的保单，ΔNAV表示资产减去负债变动的净值，QIS5中将长寿风险冲击（*longevityshock*）设定改为未来每个年龄死亡率永久性地下降20%②。在长寿风险方面，为与$Life_{long}$含义保持一致，QIS5用$nLife_{long}$表示（保险

① 在QIS2中欧盟首先将长寿风险分为波动风险（Volatility Risk）和趋势风险（Trend Risk），并分别使用基于因子（Factor-Based）和情景测试（Scenario）两种方法对长寿风险度量。由于对未来死亡率精确预测存在着技术困难，为了监管标准更具可操作性，最终，EIOPA放弃了对区分不同长寿风险资本要求的测算方法，直接给出了长寿风险资本要求的计算公式；同时在QIS3中淡化了因子计算方法作用，作为参考方法列在相关背景介绍文档中。这一方面体现了死亡率预测具有较大的技术难度，另一方面体现了EIOPA制定标准模型时的审慎态度，希望建立一个简洁、有效的模型。

② 虽然QIS5没有给出基于因子的偿付能力资本要求标准，但其始终坚持以风险为基础的准则，并且规定偿付能力资本要求能够反映置信度为99.5%风险价值，以保证保险公司能够抵御数百年一遇的偿付能力不足的风险，满足了欧盟建立偿付能力二代的目标。

公司）通过使用技术条款[①]吸收长寿风险所对应的资本要求，此外，QIS5将相关性对于风险的影响由大的风险类（例如死亡率风险和长寿风险）细化到了不同的产品线上（QIS5中开始考察保单组合对长寿风险资本要求的影响）。

5.3.2 C-ROSS中长寿风险监管标准

2013年，保监会发布《中国第二代偿付能力监管制度体系整体框架》，提出中国将建设新一代偿付能力体系——中国风险导向的偿付能力体系（China Risk Oriented Solvency System）。2015年2月保监会在其官方网站上发布了《保险公司偿付能力监管规则》，共计17份文件，下文简称《规则》。《规则》体现了保监会对资本要求的监管标准。保监会于2015年开始定量测试，在2016年全面推行新一代偿付能力监管体系。

（1）C-ROSS中长寿风险资本要求

与EIOPA确定的长寿风险偿付能力资本要求度量方法相同，《保险公司偿付能力监管规则第5号：保险风险最低资本（寿险业务）》（以下简称《规则5号》）中寿险业务保险风险最低资本采用情景法计算，即分别在基础假设和不利情景假设下计算评估日的实际资本，最低资本[②]等于两种情景下的实际资本之差，且不得为负。计算公式为：

$$MC_{\text{保险}} = Max\left(\left(PV_{\text{不利情景}} - PV_{\text{基础情景}}\right),\ 0\right) \tag{5.6}$$

其中：MC为保险风险各类子风险的最低资本要求，寿险公司的寿险业务各类保险风险最低资本为同一保险业务标的考虑再保险的风险转移作用抵消后的最低资本净额；$PV_{\text{基础情景}}$为基础情景假设下，依据《保险公司偿付能力监管规则第3号：寿险合同负债评估》（以下简称《规则3号》）剔除再保险部分后，计算得到的寿险业务现金流现值；$PV_{\text{不利情景}}$为不利情景假设下，按《规则3号》剔除再保险部分后，计算得到的寿险业务现金流现值；$PV_{\text{不利情景}} = PV_{\text{基础情景}} \times (1+SF)$，其中$SF$为不利情景因子，表示对基础情景假设上浮或者下浮一定比例，保监会另有规定的除外。

① 就长寿风险来说，技术手段范围包括：调整红利、产品创新、优化资产组合，以及资本市场的金融工具和再保险。

② 最低资本（MC）一词和欧盟偿付能力资本要求体系中“最低资本要求（MCR）”形式上相近。根据文档中的具体计算细节可以推出，其概念和欧盟偿付能力资本要求体系中“偿付资本要求（SCR）”内容上也应保持一致。

（2）C-ROSS中长寿风险的不利情形假设

《规则5号》中定义长寿风险为：由于死亡率改善的实际经验高于预期的死亡率改善假设而使公司遭受非预期损失的风险。*SF*根据评估日后的保单年度来确定，赋值如下：

$$SF=\begin{cases}(1-3\%)^{t}-1 & 0<t\leqslant 5\\(1-3\%)^{5}(1-2\%)^{t-5}-1 & 5<t\leqslant 10\\(1-3\%)^{5}(1-2\%)^{5}(1-1\%)^{t-10}-1 & 10<t\leqslant 20\\(1-3\%)^{5}(1-2\%)^{5}(1-1\%)^{10}-1 & \text{其他}\end{cases}\tag{5.7}$$

其中：t为整数，表示评估日后的每个保单年度。

根据《规则5号》中的规定，不利情形下死亡率改善水平随着保单保障期的延长，其设定的死亡率改善也在相应增加，但上升绝对值却在不断减小，整体取值在3%到30%之间。

对不利情形设定不同，体现了中国和欧盟对长寿风险的态度不同。欧盟将长寿风险看作和巨灾风险类似的风险，不考虑保单的存续期，使用相同的冲击设定。然而，引发长寿风险的死亡率改善是一个循序展开的过程，而不是像巨灾那样一次性的发生。中国C-ROSS中考虑了这种特性，根据保单存续时间不同，将长寿风险冲击设定为存续期的增函数，理论上优于欧盟不利情形设定。

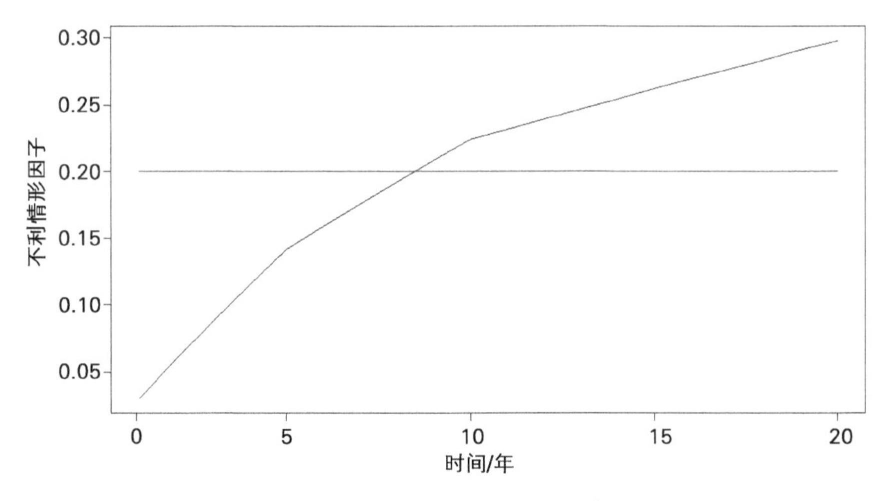

图5–1　不同保障期下，中国和欧盟不利情形水平比较图

资料来源：C—ROSS和Solvency Ⅱ。

图5–1显示，短期内欧盟Solvency Ⅱ不利情形设定下死亡率冲击水平要高于C-ROSS的要求，而长期来看中国的C-ROSS不利情形设定下死亡率冲击水平要高于欧盟Solvency Ⅱ的要求。此外，和欧盟Solvency Ⅱ相比，中国新一代偿付能力体系

C-ROSS中只考虑保险公司通过再保险降低长寿风险的资本要求，没有考虑其他风险管理技术手段对资本要求的影响。

5.4 C-ROSS中长寿风险资本要求度量

在介绍完C-ROSS中对于长寿风险监管的标准后，下文基于中国数据，对C-ROSS中技术标准进行深入探讨，计算C-ROSS长寿风险偿付能力资本要求。

5.4.1 C-ROSS中最优估计的讨论

（1）C-ROSS中最优估计规定

《规则5号》指出基础情景假设是指保险公司在计算最优估计准备金时所采用的假设;《规则3号》中第七条指出最优估计准备金的计算公式为：

$$\text{最优估计准备金}=\text{现金流现值}（PV）+\text{选择权及保证利益的时间价值}（TVOG） \tag{5.8}$$

为了简化问题，突出死亡率变动对最优估计的影响，书中讨论的年金保单设定为没有选择权的终身年金，此时最优估计准备金只需要计算现金流现值（*PV*）。相应的最优估计准备金计算公式变为：

$$\text{最优估计准备金}=\text{现金流现值}（PV） \tag{5.9}$$

《规则3号》文件中第八条指出现金流现值应以保险合同产生的预期未来净现金流为基础进行评估。年金保单中预期现金流受到死亡率设定的影响，《规则3号》中第十四条指出死亡发生率应根据公司的实际经验和未来发展变化趋势确定，但不得超过保监会规定的上限或下限。年金险的死亡发生率假设上限乘数因子设定如下（参见表5-1）：

表5-1 《规则3号》中规定的年金险死亡发生率假设上限乘数因子

业务类别	基础生命表	男性乘数因子	女性乘数因子
年金险	CL3/CL4	0.90	0.90

资料来源：C-ROSS。

根据保单现值公式（5.12）（参见附录D），未来给付责任现值取决于保单组留存人数和设定折现利率水平，Bauer和Weber（2007）使用英国的年金数据对死亡风险和利率水平以及二者交互影响进行了研究，研究结果显示风险主要来自总死亡率非预期变化，利率变动不是主要因素。

年金产品由于持续期较长，对长期利率变动轨迹进行预测存在困难，加之利率变动不是本书研究重点，复杂的利率变动轨迹还可能掩盖留存人数变动对现值的影响，因此为了更加清晰体现留存人数变动对现值的影响，假设公式（5.12）中的利率为静态利率［实际业务中可以通过利率互换协议获得相对稳定的利率，参见陈可（2010）］。此时影响现金流主要因素就是留存人数变动，进一步说就是现金流不确定性主要源于死亡率变动（包括前面讨论到波动性变动和趋势性变动），最佳估计是死亡率所有可能出现情况以概率加权平均结果。

《规则3号》文件中设定的年金产品死亡率是在标准死亡率的基础上乘以因子0.90，即认为年金承保人群未来死亡率会出现10%以上的改善。这个设定是否合适呢，或者说该假设是否能够体现未来死亡率估计的中心变动趋势呢？对于该数值的评价，需要与近年中国人口死亡率改善水平进行比较，下文将计算近年中国投保人群死亡率改善水平、中国人口和寿险承保人群死亡率改善水平。

考虑到中国死亡率数据缺乏的现实情况，本书使用北美精算师协会Purushotham等（2011）介绍的死亡率年均改善指标，该指标适用于数据年份较少的情况可计算某一时间段上死亡率的年均变化率，可比性强、用途广泛。计算公式为：

$$improvment^{t\sim t+\tau}=1-\left(\frac{q_{x,t+\tau}}{q_{x,t}}\right)^{\frac{1}{\tau}} \tag{5.10}$$

王晓军和米海杰（2013）在对中国人口死亡率改善水平比较分析时，也使用该公式比较了投保商业保险人口和全国人口的死亡率改善水平，认为投保商业保险人口的死亡率改善水平高于全国人口的死亡率改善水平，这个结论和国际经验一致（参见Purushotham等，2011）。不过文献［王晓军和米海杰（2013）］中没有给出详细的计算结果。本书的研究需要中国人口和寿险投保人口死亡率改善具体数值，本书沿用王晓军和米海杰（2013）研究路径，使用公式（5.10），利用2000年、2010年和2020年人口普查，以及CL（1990—1993）、CL（2000—2003）和CL（2010—2013）中国人口寿命表（寿险部分）计算了中国人口和寿险投保人口60～90岁和60～104岁相关时间上男性和女性的死亡率改善。计算结果详见表5-2[①]和表5-3。

① 由于缺乏2010—2020年寿险投保人口死亡率数据，书中使用中国人口死亡率数据替代，按照Purushotham等（2011）和王晓军和米海杰（2013）的研究结果，寿险投保人口死亡率改善应该高于该水平。

表5-2和表5-3显示：2010到2020年，10年间中国寿险业务投保人群年均死亡率改善：男性为1.65%，女性为1.96%；对应10年期以上的死亡率改善：男性为14.45%，女性为16.93%，均超过10%；2000年到2010年，10年间中国人口死亡率整体改善：男性为26.18%，女性为28.20%，也均超过10%。考虑到年金保单存续期较长，通常会超过10年。现阶段年金市场上，较为常见的保障期为20～25年，还有少数为终身年金。因此，在当前死亡率改善趋势下，10%的死亡率改善水平是一个比较宽松的限定条件。

表5-2　2010—2020年，60～90+中国人口死亡率改善数据

年龄	男性		女性		年龄	男性		女性	
	整体改善	年均改善	整体改善	年均改善		整体改善	年均改善	整体改善	年均改善
60	24.91	2.82	33.75	4.03	77	30.69	3.60	26.73	3.06
61	30.54	3.58	34.47	4.14	78	22.41	2.51	30.97	3.64
62	24.54	2.78	37.96	4.66	79	25.31	2.88	22.74	2.55
63	26.57	3.04	32.73	3.89	80	29.64	3.45	25.47	2.90
64	25.43	2.89	33.30	3.97	81	27.19	3.12	27.90	3.22
65	24.56	2.78	32.78	3.89	82	26.17	2.99	25.51	2.90
66	28.07	3.24	30.75	3.61	83	27.18	3.12	25.20	2.86
67	28.32	3.27	31.29	3.68	84	26.27	3.00	24.68	2.79
68	26.19	2.99	30.81	3.62	85	24.25	2.74	23.69	2.67
69	30.37	3.55	29.73	3.47	86	23.76	2.68	22.27	2.49
70	29.55	3.44	34.08	4.08	87	22.20	2.48	21.73	2.42
71	29.05	3.37	32.64	3.87	88	23.86	2.69	22.07	2.46
72	29.16	3.39	31.38	3.70	89	23.09	2.59	21.24	2.36
73	29.50	3.44	29.78	3.47	90	20.95	2.32	19.96	2.20
74	27.89	3.22	30.68	3.60	90+	20.51	2.27	21.05	2.34
75	25.36	2.88	28.23	3.26	平均	26.18	3.00	28.20	3.28
76	24.12	2.72	26.75	3.06	—	—	—	—	—

资料来源：依据2010年和2020年人口普查数据，经过作者计算所得。

表5-3 2000—2003年和2010—2013年中国人寿生命表中死亡率改善数据

年龄	男性		女性		年龄	男性		女性	
	整体改善	年均改善	整体改善	年均改善		整体改善	年均改善	整体改善	年均改善
60	42.70	5.42	47.39	6.22	84	22.30	2.49	25.41	2.89
61	41.30	5.19	46.77	6.11	85	21.15	2.35	24.17	2.73
62	40.75	5.10	46.14	6.00	86	19.94	2.20	22.88	2.56
63	40.17	5.01	45.50	5.89	87	18.69	2.05	21.54	2.40
64	39.60	4.92	44.86	5.78	88	17.38	1.89	20.13	2.22
65	39.00	4.82	44.19	5.66	89	16.01	1.73	18.66	2.04
66	38.24	4.70	43.40	5.53	90	14.58	1.56	17.13	1.86
67	37.46	4.59	42.52	5.39	91	13.08	1.39	15.53	1.67
68	36.66	4.46	41.63	5.24	92	11.53	1.22	13.85	1.48
69	35.84	4.34	40.72	5.09	93	9.91	1.04	12.11	1.28
70	35.00	4.22	39.79	4.95	94	8.23	0.86	10.30	1.08
71	34.14	4.09	38.83	4.80	95	6.49	0.67	8.41	0.87
72	33.26	3.96	37.84	4.64	96	4.69	0.48	6.45	0.66
73	32.35	3.83	36.84	4.49	97	2.85	0.29	4.43	0.45
74	31.59	3.73	35.80	4.34	98	0.96	0.10	2.35	0.24
75	30.81	3.62	34.67	4.17	99	−0.96	−0.10	0.22	0.02
76	30.00	3.50	33.78	4.04	100	−2.90	−0.29	−1.95	−0.19
77	29.16	3.39	32.85	3.90	101	−4.84	−0.47	−4.13	−0.41
78	28.29	3.27	31.90	3.77	102	−6.78	−0.66	−6.33	−0.62
79	27.39	3.15	30.92	3.63	103	−8.67	−0.84	−8.50	−0.82
80	26.45	3.03	29.90	3.49	104	−10.51	−1.00	−10.62	−1.01
81	25.47	2.90	28.84	3.34	105	0.00	0.00	0.00	0.00
82	24.46	2.77	27.74	3.20	平均	14.45	1.65	16.93	1.96
83	23.40	2.63	26.60	3.04	—	—	—	—	—

资料来源：依据2000—2003生命表和2010—2013生命表中死亡率数据，经过作者计算所得。

另一方面，按照惯例，保监会通常每10年公布一份新的生命表，不同的评估时间下，投保人群与生命表公布的死亡率数据差距会不同，在死亡率持续改善的今天，这种差距会随评估时间与生命表公布时间增加而增加，此时10%的死亡率改善水平就变成了一个更加宽松的假设。

至此可以得到结论，《规则3号》确定的最优估计（在生命表基础上至少增加10%的死亡率改善）是一个比较宽泛的上限设定，此外由于生命表的制定和更新具有一定的滞后性，将会使本已经很宽松的最优估计设定变得更加宽松。

（2）动态死亡率下最优估计的选取

根据上文的讨论，《规则3号》文件中年金产品死亡率上限是一个较为宽松的设定，因此根据该设定通常会低估承保人群的死亡率改善，并不适合作为最优估计。

在死亡率改善持续发生情况下，祝伟和陈秉正（2008）建议年金定价中应该使用动态死亡率，否则就会面临趋势性长寿风险。同理，笔者认为保监会给定的最优估计也应该使用动态死亡率。同时在实务中，保险公司会在不同年份对实际生命表增加一个动态的死亡率改善因子。因此，考虑到在生命表调整期间出现的死亡率改善，在偿付能力评价时使用动态的最优情景假设时赋予一个动态的死亡率改善因子，应该是更加符合实际的。下文将寻找一个合适的动态死亡率估计。

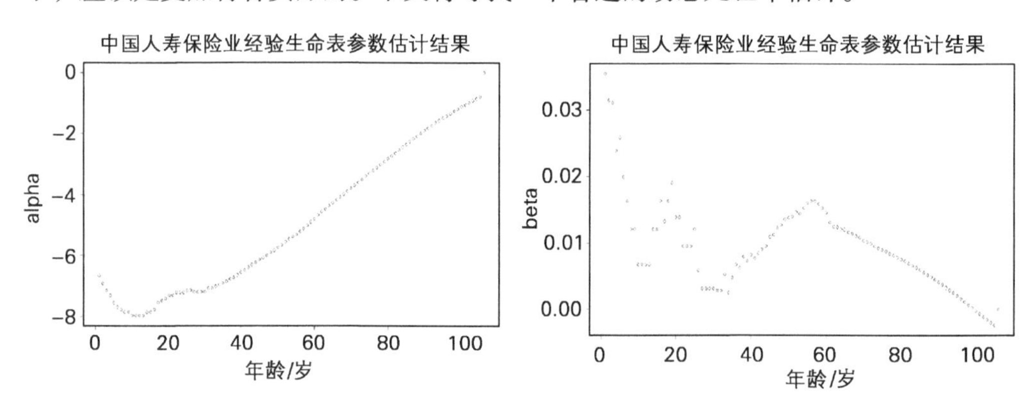

图 5-2　中国男性 α_x 和 β_x 的估计结果折线图

资料来源：作者计算所得。

鉴于不同保险公司选用的改善因子不同，所确定的动态死亡率估计也不同，为了获取基于C-ROSS中长寿风险的偿付能力要求标准，本书希望能够找到一个体现保监会对整个行业死亡率改善态度的因子，进而获得一个相对合理的最优估计标准。

笔者认为官方发布的CL（1990—1993年）、CL（2000—2003年）和CL（2010—2013年）三个生命表间接体现了中国官方对保险行业死亡率改善的态度。为此本书以CL（1990—1993年）、CL（2000—2003年）和CL（2010—2013年）作为基础，研究中国保险行业平均死亡率改善水平。

根据第2章对死亡率的讨论，本书在未来死亡率改善的趋势保持不变的假设条件下，沿用前文选定的Lee-Carter模型对未来死亡率变动趋势进行估计。由于只有两个生命表，在数据量有限的情况下，参照王晓军和任文东（2012）使用有限数据下的Lee-Carter模型，通过对时间序列数据变动规律的限定，使用SVD分解获得了参数估计结果（图5-2）。此外，在假设时间项服从带漂移项的随机游走时，通过两组数据获得参数θ的估计结果为4.24，据此可以得到全年龄组平均死亡率改善为3.89%。根据以上估计结果，利用Lee-Carter模型可以得到未来不同年份、不同年龄死亡率最优估计的参考值。

5.4.2 C-ROSS长寿风险资本要求

在选定最优估计标准后，下文计算C-ROSS标准模型下的长寿风险资本要求并讨论风险覆盖能力。一般情况下偿付能力要求能够抵御二百年一遇的风险，即有99.5%把握抵御风险变动，下文将对未来死亡率变动99.5%分位数和C-ROSS监管标准进行比较。

在实际问题处理中遇到的一个数据制约是：中国保险业人口死亡率数据较为缺乏，此前计算死亡率变动趋势时也只能使用有限数据模型。使用有限数据模型的一个好处是利用的数据少，同时弊端是在数据较少条件下对方差估计精度降低，甚至无法估计方差。此外有限数据模型估计死亡率波动方差时至少需要3个样本，但迄今为止，中国官方公布的生命表只有两份，所以在现有条件下不可能使用行业数据获得投保人群死亡率波动特征。因此，本书选用中国人口的死亡率波动特征作为保险行业人口死亡率变动特征的估计。这样做一定会引起代表性偏差，但这也是无奈之选。根据第2章计算结果，有$\hat{\sigma}_e{}^2=1.1742$，$\hat{\sigma}_{x,t}^2=0.0027$。

本书参见第2章给出的基于Lee-Carter模型的死亡率区间预测结果为：

$$\left[\exp\left(\hat{\alpha}_x+\hat{\beta}_x(\kappa_0+t\hat{\theta})-z_{\frac{p}{2}}\sqrt{\hat{\beta}_x{}^2t\hat{\sigma}_e^2+\hat{\sigma}_{x,t}^2}\right),\right.$$
$$\left.\exp\left(\hat{\alpha}_x+\hat{\beta}_x(\kappa_0+t\hat{\theta})+z_{\frac{p}{2}}\sqrt{\hat{\beta}_x{}^2t\hat{\sigma}_e^2+\hat{\sigma}_{x,t}^2}\right)\right] \tag{5.11}$$

此时依据有限数据对中国CL（1990—1993年）、CL（2000—2003年）和CL（2010—2013年）生命表计算得到参数估计值$\hat{\alpha}_x$，$\hat{\beta}_x$，$\hat{\theta}$和依据中国人口统计年鉴数据估计得到的方差估计值$\hat{\sigma}_e^2$，$\hat{\sigma}_{x,t}^2$，最后代入99.5%的分位数，就可以得到未来死亡率的变动区间估计（图5-3）。此外出于对比分析的目标，书中还绘制了基于欧盟标准偿付能力二代中对于长寿风险的不利情形标准（详见图5-3）。如图5-3所示，在本书设定最优估计下，C-ROSS中设定的不利情形高于99.5%的置信区间上限①，也高于欧盟的标准，应该是一个比较严格的长寿风险监管标准。

在假设动态死亡率模型Lee-Carter能够准确预测未来死亡率变动规律前提下，其中图5-3中线（3）和线（5）描述了在极端情形下（α=0.005）对未来不同时期留存人数在投保人群中占比的估计结果，此时，描述C-ROSS规定的线（1）与线（3）之间的差距，则体现了保监会为了应对死亡率趋势性改变所做的风险设定。该风险设定高于欧盟的风险标准，符合中国作为发展中国家，死亡率改善具有更大空间和不确定性的实际背景。

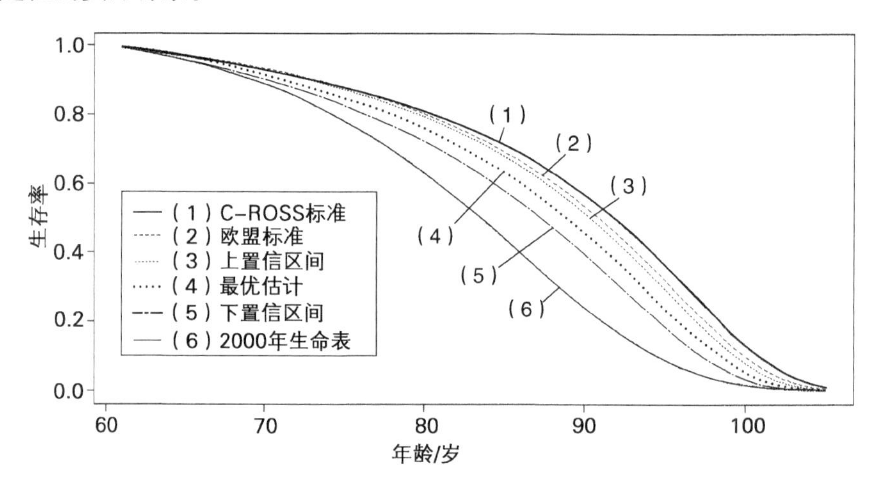

图5-3　生存概率曲线图

资料来源：作者计算所得。

注：图中由上到下6条曲线分别是（1）C-ROSS中不利情形下的生存概率曲线；（2）欧盟“偿二代”中不利情形下的生存概率曲线；（3）99.5%置信上的生存概率曲线；（4）最优估计下的生存概率曲线；（5）99.5%置信下的生存概率曲线；（6）2000年生命表中的生存概率曲线。

本书使用第4章介绍的留存人数估计方案和中国、欧盟长寿风险监管技术文档，计算了在不同保障期下波动性长寿风险资本要求和中国、欧盟监管标准的比较（参见表5-4）。计算结果显示终生保障下偿付能力为整个年金支付现值的2%～6%，该值和EIOPA在QIS3中设定技术准备金6%，以及后来调整值4.8%相印证。其中，在不同利率水平下，波动性长寿风险资本要求为1.6%～3.4%之间。对应的趋势性长寿风险的资本要求为1%～3%。

虽然中国标准在长期看来是最严格的，但短期内其相应要求并不算高，例如在

① 标准模型计算得到的资本要求中高于波动性长寿风险所需资本要求的部分可以认为是用于应对趋势性长寿风险所需的资本要求。

比较短的保障期下，中国的偿付能力要求低于欧盟，甚至低于波动风险的要求，这样的标准制定可能会引发公司推出短期产品而规避长期产品，不利于优化中国年金产品的市场结构和推动长期保障产品市场供给。

表5-4 不同保障期和利率水平下三种资本要求结果对比

	保障期10年			保障期20年			终身保障		
单位：%	$r=3.5$	$r=5$	$r=10$	$r=3.5$	$r=5$	$r=10$	$r=3.5$	$r=5$	$r=10$
波动风险	0.538	0.525	0.486	1.308	1.228	0.994	3.334	2.813	1.678
中国标准	0.386	0.374	0.336	1.482	1.368	1.043	5.744	4.645	2.384
欧盟标准	0.741	0.725	0.672	1.732	1.628	1.327	4.575	3.834	2.256

5.5 小结

根据现有研究成果和本书的计算，得到以下结论：长寿风险会给整个年金支付现值带来2%～6%的支付增加，其中由波动性长寿风险引发的支付增加为1.6%～4%，（监管要求的）趋势性长寿风险引发的支付增加为1%～3%。利率水平上升，影响降低；反之，利率水平下降，影响上升。

作为新兴经济体第一套新一代偿付能力标准，在面临着资本约束背景下，C-ROSS并未因资本约束，就降低了风险监管标准，而是设定了一个审慎、简洁的长寿风险资本要求，秉承了风险管理的目标设定。考虑到作为新兴经济体的中国，在一定时期内，人口死亡率改善无论空间还是速度都远远高于欧盟，因此C-ROSS中长寿风险设定高于欧洲标准，具有更高风险抵御能力，有助于年金市场稳定、长期、健康发展。

《规则3号》中设定死亡率最优估计上限对于持续期较短产品具有一定的参考价值，而对于长期产品显得过于宽松，不妨借鉴对于不利情形设定时使用的动态标准方案，将其设定为一个和保单持续期以及基础生命表发布期相关的变量。

中国作为一个新兴经济体，资本属于稀缺资源，在中国年金市场快速发展背景下，未来势必存在巨大的资本缺口。近年，在欧美逐渐兴起的创新性长寿风险管理方案（参见第6章、第7章）为中国管理相应风险提供了很好的借鉴。这些方案可以有效降低保险公司的资本要求，届时有必要考虑这些风险管理方案对资本要求的影响，并在C-ROSS资本要求中体现出相应调整，为保险公司提高自身风险管理水平提供了更加广阔空间，满足了中国年金市场快速发展要求。

附录D

保单现值公式

保单现值公式可以将保单组留存人数变动的分布特征转化为保单给付责任分布特征。假设在时刻t_0，一组年龄为x_0人群进入年金领取年龄，保单组初始留存人数为E_{t_0,x_0}，依据4.4节保单组留存人数的估计模型，可以获得未来t年后，在时刻t_0+t时留存人数E_{t_0+t,x_0+t}的分布特征，ω_0为极限年龄，留存人数变为0。将承保保单逐一编号，在时刻t_0+t时生存集合为$\Pi_t=\{j\,|\,T_{x_0}^{(j)}>t\}$，令$b^{(j)}$表示第$j$个人保单合同中约定的年金支付，在初始时刻$t_0$其对应的保单现值为$Y_t^{(j)}=b^{(j)}a_{\overline{k_{x_0}^{(j)}}|}$；保单组的年金支付为：$B_t^{(\Pi)}=\sum\limits_{j:j\in\Pi_t}b^{(j)}$，保单组支付现值为$Y_t^{(\Pi)}=\sum\limits_{j:j\in\Pi_t}Y^{(j)}$。为了简化问题，突出保单组长寿风险对保单组给付责任精算现值的影响，假定同一保单组中的每年年金支付相同，且为立即支付的等额年金，即有：$b^{(j)}=b=1$，相应的有$B_t^{(\Pi)}=bE_{t_0+t,x_0+t}$，保单组支付责任的现值为：

$$\begin{aligned}Y_t^{(\Pi)}&=\sum_{\tau=t+1}^{\omega-\omega_0}B_\tau^{(\Pi)}(1+i)^{-(\tau-t)}\\&=\sum_{\tau=0}^{\omega_0-t_0}bE_{t_0+\tau,x_0+\tau}(1+i)^{-(\tau-t)}\\&=\sum_{\tau=0}^{\omega_0-t_0}E_{t_0+\tau,x_0+\tau}(1+i)^{-(\tau-t)}\end{aligned}\tag{5.12}$$

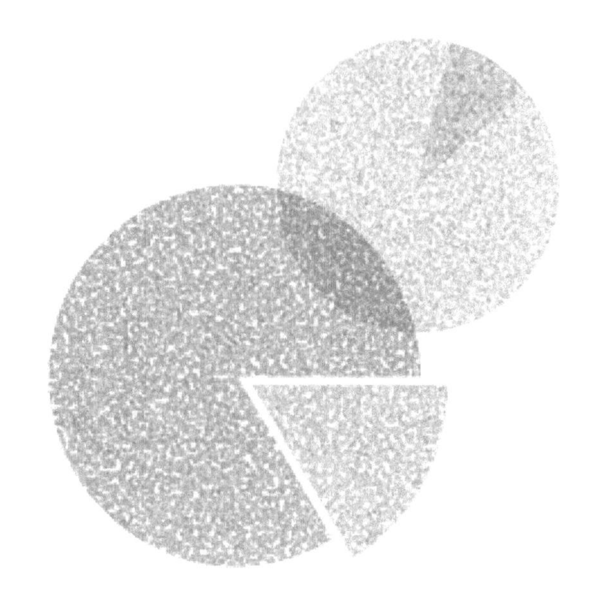

6　长寿风险管理

上一章讨论了年金保险公司通过自有资金管理积聚性长寿风险所需要的资本要求。考虑到当前年金市场潜在规模巨大，而年金保险公司现有资金规模和融资能力很难满足未来该风险管理的资金要求。此外，年金保险公司作为风险的管理者，而非承担者，年金保险公司不应该、也不可能持有全部长寿风险。因此，年金保险公司必须寻找其他方法管理长寿风险。

6.1 长寿风险管理方案

虽然长寿风险（包括趋势长寿风险和波动长寿风险）引发的年金支付增加整体占比不高，资本要求为保费收入的2%～6%（参见第5章），但却是养老金计划或者年金保险公司面临的重要风险。同时，考虑到世界各国的养老金资产整体规模巨大，其整体风险规模仍然不可小觑。因此，长寿风险管理成为年金保险公司风险管理重要内容，受到年金保险公司、市场监管和社会多方面关注。Blake等（2006b）总结了一系列长寿风险管理方案，其中包括:（1）准备长寿风险准备金;（2）在不同产品、地区和社会群体间分散所持有的长寿风险，也可以通过死亡保险和年金保险业务合理配比实现自然对冲（Cox and Lin，2007；黄顺林、王晓军，2011）;（3）通过再保险转移长寿风险（Cowley and Cummins，2005）;（4）通过产品创新将传统参与者不承担风险的合约转化为参与者承担长寿风险的合约（Wadsworth et al，2000；Blake et al，2003；王旭、邱华龙，2011）;（5）通过长寿风险证券化市场管理长寿风险（Cowley and Cummins，2005）。

综合上述，长寿风险管理方案包括主动承担，在不同产品间分散、对冲长寿风险的内部解决方案和长寿风险转移方案，其中长寿风险接收方主要涉及再保险公司、投保人和资本市场。由于长寿风险的内部管理方案均没有有效解决养老资产发展遇到的资金不足问题，因此下面对几种长寿风险管理方案的效果和可行性做一简要评述。

6.2 再保险和产品创新

6.2.1 再保险

除去年金保险公司自己承担长寿风险外，现行较为成熟的长寿风险管理方案就是通过签订再保险合约，将年金保险公司承担的长寿风险转移给再保险公司。根据再保险合约中对未来死亡率不同的约定，通过再保险可以有效转移年金保险公司承担的部分或者全部风险。其风险不仅包括长寿风险，还包括利率风险、通胀风险、再投资风险等其他风险。根据C-ROSS监管标准，当年金保险公司通过再保险转移了长寿风险后，监管部门对长寿风险资本要求也会做相应的调整。

然而，由于再保险公司同年金保险公司一样，只是风险的管理者，并不适合作为风险的最终承担者；此外，受到再保险公司的数量和资金规模限制，通过再保险转移长寿风险的短期市场容量也是有限的。因此，再保险公司无法满足养老资产快速增长所需长寿风险转移需求。

6.2.2 产品创新

创新性产品设计是长寿风险管理新方案，年金保险公司只负责在不同个体间分散个体长寿风险，而系统性（包含趋势性和波动性）长寿风险由投保群体和年金保险公司按比例承担（承担比例会因保险合同约定不同而不同，现有保险合同可以看作此类长寿风险管理的一个特例，年金保险公司承担全部长寿风险，投保者不承担长寿风险）。这种新型风险转移方案虽然能够转移保险公司承担的长寿风险，但却对消费者理解保险合同的能力和市场监管能力提出了更高的要求，在中国年金保险市场刚刚处于起步的阶段，其实施起来较为困难。此外，年金保险公司增加年金保单持有数量时，相应的资本要求也会提升，因此产品创新也没有解决年金市场资金不足的问题。

6.3 长寿风险证券化

由于年金市场需求巨大，且前景极为广阔，而现有长寿风险管理方案受到风险偏好和资金规模限制，很难满足规模巨大的养老资产长寿风险管理的需要。因此，年金保险公司急切需要低成本的长寿风险管理工具。长寿风险证券化为长寿风险管理提供了全新、有效的路径，是长寿风险管理新的发展趋势。

面对日益增长的年金市场，必须寻求新的长寿风险转移方案。Blake和Burrows（2001）通过对生存债券（Survivor Bonds）进行研究，开创性地提出了长寿风险证券化概念，提供了长寿风险向资本市场转移的新方案。资本市场所有的巨大容量和投资者偏好的多样性为长寿风险转移提供了可能。经过近十年的发展，长寿风险证券化市场从无到有，从小到大，相关金融产品日趋丰富，交易日趋频繁。

6.3.1 可行性分析

在全球主要经济体推行的以风险为导向的新一代偿付能力体系中，要求年金保险公司必须按照市场价值为长寿风险提供足够的资本准备。市场价值估计包括债务的最佳估计、偿付能力资本要求和市场价值边际三部分。年金保险公司通过购买长寿风险对冲工具，能够通过控制风险波动区间降低偿付能力的资本要求，而同时，债务、市场价值边界保持不变。此时，年金保险公司虽然仍然经营着相同规模的年金产品，但是所需的整体资本要求却可以降低。资本要求降低释放出来的资本成为自由资本。考虑到资本市场价格，释放的自由资本乘以市场价格就是通过长寿风险证券化市场转移长寿风险产生的价值，如果这个价值高于通过长寿风险证券化市场转移长寿风险的成本，就使得年金保险公司有通过长寿风险证券化市场管理长寿风险的动机。同时，考虑投资者一方，长寿风险证券化扩大了资本市场投机者的投资渠道。资本市场的参与者增加会使得长寿风险的承担压力分散，从而更有利于进行风险管理。目前，对于长寿风险证券化的创新和实践已经取得了突破性的进展，涌现出一系列长寿风险证券化的管理工具，例如，长寿债券、长寿互换以及q远期合约等（参见第7章）。

6.3.2 潜在交易方

当通过长寿风险证券化市场转移长寿风险产生的价值高于相应交易的成本时，年金保险公司就有参与长寿风险证券化市场管理长寿风险的动机，然而长寿风险证券化市场的发展还需要有其他风险偏好不同的交易者进入，才能在长寿风险证券化市场上对接交易需求，使交易得以顺利进行。Blake等（2006b）指出的潜在交易参与者包括：

（1）养老金公司和人寿保险公司

持有长寿风险的养老金公司和持有死亡率风险的寿险公司将是未来长寿风险证券化市场的自然交易者。一方面养老金公司具有相当规模的长寿风险敞口，另一方面寿险公司具有相反的风险方向，同时双方都希望降低部分风险敞口。通过参与长寿风险证券化产品的交易，能够同时降低双方持有的风险敞口。现实中，保险公司也可以利用寿险业务和年金业务的自然对冲关系降低风险敞口，参见文献Cox和Lin（2007），黄顺林和王晓军（2011）。

（2）投资者

如果能够获得合理的投资回报，资本市场的投资者，如投资银行或对冲基金会有兴趣购买长寿风险证券化产品，因为它与标准的金融市场风险因素的相关性较低，有利于构建一个低波动、正收益的多元化投资组合。这对准备构建多元化投资组合，分散投资风险的投资机构具有吸引力。

（3）投机者

长寿风险证券化市场还可能会吸引一些短期交易的投机者，这些投机者会根据自己对个别产品价格走势的判断进行投资。投机者的积极参与对提升市场流动性非常有帮助，是交易期货和期权市场成功的必要条件。

（4）政府

许多潜在的原因使得政府有兴趣参与长寿风险证券化市场。一方面政府希望推动长寿风险证券化市场发展，并协助金融机构管理长寿风险。例如，政府可以作为主体通过发行生存债券帮助企业管理长寿风险。这种类型的行为可以降低大型金融公司因为年金业务破产的可能性，使得整个社会从经济的稳定发展中获得整体效益。另一方面由于承担“最终保险人”的角色，政府间接承担长寿风险。例如，英国政府有强烈的动机，以帮助企业对冲长寿风险，这会降低对新发行的养老金保护基金（Pension Protection Fund，PPF）[①]索赔的可能性。

另外政府也有兴趣管理自己暴露的长寿风险。由于现收现付的养老保障体系和对老年人的医疗保障以及其他类似原因，政府本身就是长寿风险的承担者，政府有管理自身承担的长寿风险的需要。

① 养老金保护基金成立于2005，在养老金计划偿付能力不足时，以保护DB养老金计划的成员获得补偿（参见CHEN Z，PELSSER A，PONDS E. Evaluating the UK and Dutch defined-benefit pension policies using the holistic balance sheet framework[J]. Insurance：Mathematics and Economics，2014：89-102.）。

（5）监管机构

金融监管机构参与其中有两个主要的既定目标：通过提高市场效率、秩序、公平性推进市场的发展以及确保零售客户得到公平的交易。

（6）其他利益相关者

其他利益相关者包括交易组织方等机构，交易组织将受益于相关交易手续费收入。

6.4 其他风险及完善方案

前文对长寿风险管理方案进行了概括性的描述，可以看出长寿风险证券化为长寿风险管理提供了全新、有效的路径，是长寿风险管理新的发展趋势。然而，作为一种新型的资本市场衍生工具，长寿风险证券化在转移长寿风险的交易过程中不可避免会面临各种其他风险，其成功的构建还会受到经济模型、市场监管等多方面的约束。因此，本节通过对长寿风险证券化管理中所面临的风险进行分析，从而提出对长寿风险证券化产品成功发行的相关建议和进一步完善方案。

6.4.1 管理过程中其他风险

长寿风险证券化在实质上是一种特殊的金融衍生工具，相关交易主体在产品定价和交易过程中不可避免地会面临各种风险。对于保险公司和投资银行等金融主体而言，主要面对基差风险、定价风险、偿付风险、操作风险、法律制度风险等风险。

（1）基差风险

基差由沃金（Working，1950）最先提出，原本是用于期货市场，用来定义现货和期货之间的差值。在市场中如果期货市场的价格大于现货市场的价格则称为正向市场。反之，如果出现现货市场的价格大于期货市场的价格则称之为负向市场。由期货市场基差的概念引申到保险市场。在保险市场中，由于年金保险公司在同特殊目的机构（SPV）合作签约过程中所存在的一些未来市场不确定因素使年金保险公司遭遇损失的情况称之为基差风险。

在合作过程中，虽然年金保险公司支付给特殊目的机构（SPV）的现金是固定的，但是特殊目的公司（SPV）支付给年金保险公司的现金流是浮动的。一般来说，特殊目的公司（SPV）支付的现金流与市场公布的死亡率指数相挂钩，并成反比变化。因此，一旦出现市场公布的死亡率指数和真实的死亡率水平不相等的情况，就可能会导致年金保险公司不能对冲掉所有的长寿风险，也可能会对投保人进行更多的赔付。

（2）定价风险

在对长寿风险进行证券化管理的过程中，对其证券化产品进行定价是核心问题。长寿风险证券化产品定价一般受到市场利率、死亡率、费用率等多种因素的影响。当这些因素产生的波动偏离了长寿风险证券化产品定价的基本假设时，就会影响到产品定价的准确性，从而会为年金保险公司带去一定的风险。这种风险主要表现在两个方面：产品定价过高，年金保险公司会失去众多的客户；产品定价过低则会给公司带来直接的经济损失。在影响定价的众多因素中，费用率、死亡率和利率所影响的程度最大。

（3）流动性风险

流动性风险主要针对的是年金保险公司中流动性较差的资产。当这些资产因为某种情况要急于出售时，如果该种资产的流动性较差，没有良好的二级市场，年金保险公司就会被迫用低于资产实际价值的价格出售。因为这种原因产生的风险称为流动性风险。

（4）资产负债匹配风险

资产负债匹配风险是指年金保险公司在某一具体时点上资产、负债的现金流不匹配，从而给年金保险公司的经营带来的风险。这种风险产生的原因，一部分来自保险业的风险控制机制的不完善，这种不完善使得年金保险公司不能有效地对风险做出正确预测从而不能有效地处理所面临的风险；另一部分则因为某些保险公司的战略眼光过低，只追求现在公司业绩的高速增长，而忽略长远目标。在对长寿风险证券化产品定价时，由于战略策略的局限，也就只能从市场竞争角度出发，而不能全面考虑长寿风险证券化产品定价中资产的期限、收益、利率等多种可能变动的因素。

（5）市场风险

由于价格受到市场供求因素的影响，当市场供求不平衡时，市场价格也会发生相应改变。而这种改变所造成的投资收益的不确定性就称为市场风险。

（6）政策风险

政策风险指的是国家或地区为了适应现实的经济状况而对相应的经济政策加以改变或调整，而这种改变给寿险公司所带来的经营风险就称为政策风险。

6.4.2 相关建议

（1）定价方法的改进

长寿风险证券化产品的运行和发展离不开精准定价这一关键的环节，完善定价技术就显得至关重要。不仅要根据经济发展近况和投保人群特征选取恰当的生命表和贴现利率，还要不断地修正预测的生存率，对于所涉及的长寿风险溢价也应在模型定价中予以体现。而对于长寿风险证券化产品的定价方法，更要进行不断地修正和改进，虽然现存的主流方法是Wang变换法和夏普比率法，但是随着长寿风险的演化，定价依据的现状改变了，也需要对定价方法做出相应的改进。如引入不确定性理论及前景理论，考虑与市场指数挂钩的现金流，风险中性定价方法的适用性与改进等，这也是未来研究的重难点。

（2）优化死亡率预测模型

在长寿风险证券化产品定价过程中，死亡率的准确预测是其中的关键一环。关于预测未来死亡率的研究，一般都在概率论等框架下进行，不可避免会存在一些不足，适当引入不确定性理论框架来外推也是未来需要探索的。同时，对于死亡率模型预测过程中涉及的生存指数、死亡指数，要进行科学计算并及时更新，尤其是要建立统一的死亡率指标。此外，对于高龄人口，人口数据少的情况，普通的死亡率预测方法往往会出现偏差，那么为了提高定价和死亡率预测的准确性，对高龄人口死亡率预测方法模型进行合理性验证和进一步的改进至关重要。

（3）做好死亡率数据的收集和整理工作

为了进行死亡率的准确预测，原始数据收集和整理工作极为重要。对于银保监会和保险业协会等机构，要充分做好历史数据的收集工作，对于便于进行信息搜集工作的城市而言，可采用全面调查的方式；对于交通不便信息不畅的偏远乡村和山区，采用抽样调查的方式即可。在此基础上，政府可有效提高生命表更新的频率。对于保险公司而言，在意向承保之前，对投保人的所有相关资料和数据都要进行详细了解和统计。此外，在样本数据较少的时候，可与统计学和计算机等学科相结合，同时也要加强数据收集的工作。对于保险公司和投资银行等金融主体而言，偿付风险、操作风险、法律制度风险等层出不穷。对于偿付风险，要通过选择高信用级别的交易对手来防范，此外，由于信息不对称，对于投保人要通过大数据挖掘来收集预警信息进而建立预警体系，同时，保险公司可通过投资共同基金、预留给付保证金、设置交易现金流上下限来防范，至于其他金融机构则可通过预付定金、实物或债券股权抵押来防范；对于操作风险，要通过制定操作规范、专业化的培训以及选取优秀人才来防范；对于法律制度风险，要通过建立合规部门来加强内部监督、依法经营、合规操作来防范。同时，对于保险公司来说，提高在互换过程中涉及的现金流的使用效率也至关重要，在借鉴先进经验的基础上，可根据我国实际情况进行以下尝试：一是合理调整投资结构，除了常规的投资方式，即将收取的保费适度投资于国债政府债等证券、不动产、抵押和保单贷款等之外，还可学习德国在金融市场不发达的条件下适度投资于共同基金，有利于推动完善我国保险市场和资本市场的合作；二是通过培养专业的人才队伍来成立资金管理机构，从而打造专业的投资管理模式；三是积极寻找外部机会，开拓外部业务，以此分散国别风险，共享收益；四是严格控制风险，做好相关制度和技术的准备。

6.4.3　制度保障

长寿风险证券化要实现其长寿风险管理预期目标离不开必要的制度保障。为此，应从我国的实际情况出发，切合实际地提出长寿风险证券化制度保障体系的完善方案。

（1）税收制度

制度的保障对于长寿风险证券化产品的推行至关重要。一方面，国家应建立合理的会计制度、税收制度，这不仅关系到长寿风险证券化产品的盈利性与合法性，也影响到长寿风险证券化产品的运行机制与定价。另一方面，合理的法规监管框架是政府干预的手段，更是长寿风险证券化产品在资本市场健康发展的基础。当然，过多的政府干预反而会阻碍长寿风险证券化的发展，所以，政府应处理好干预尺度。

（2）建立信用评级机构

信用评级有利于解决长寿风险证券化违约风险。长寿风险证券化产品作为一系列现金流交换产品，其涉及金额巨大。在签订协议之前，通过权威的评级机构对风险对冲者和投资者进行评级，在设置市场准入与市场退出等机制下，尽可能地规避违约风险，有利于长寿风险证券化产品市场发展。我国信用评级机构在投资者中的接受度还有待提高。在这种情况下，政府出面建立或支持其他机构建立较为权威的信用机构，有利于资本市场发展，促进长寿风险证券化产品推行。

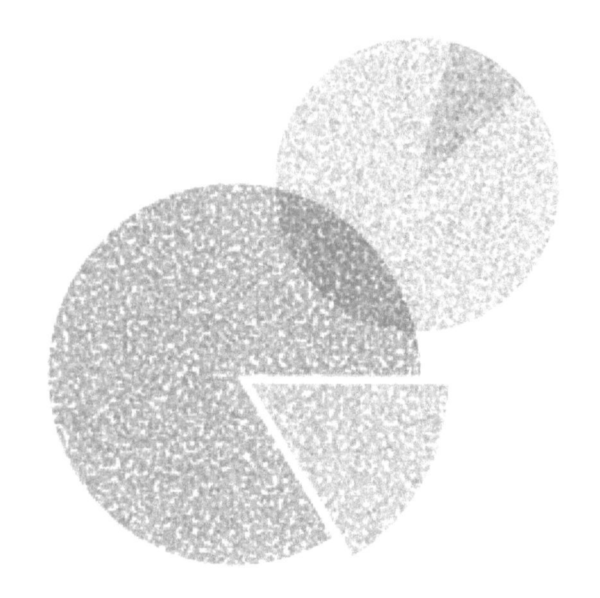

7 长寿风险证券化产品

基于上一章概要介绍的长寿风险证券化方案，本章将介绍三种长寿风险证券化产品：长寿风险债券、长寿风险互换和长寿风险远期。书中将从产品定义、分类、运行机制、定价、实例产品和特点六个方面分别展开介绍。最后，对三种产品进行对比讨论，介绍三者间的异同点。

7.1 长寿风险债券

长寿风险证券化是以证券化的理念，通过创新型资本市场的解决方案来对长寿风险进行管理。目前，对于长寿风险证券化的创新和实践已经取得了突破性的进展，涌现出一系列长寿风险证券化的管理工具，如长寿债券、长寿互换以及q远期合约等。而长寿债券本身所具有简单、易行、透明的特点使它在降低资本市场风险方面具有明显优势，成为长寿风险证券化产品的主要形式。

7.1.1　产品概述

长寿风险债券又称“生存债券”“死亡率债券”，由Blake和Burrows（2001）首先提出，是养老金公司和年金保险公司为了达到分散长寿风险目的而发行的一种债券。长寿风险债券的核心是将养老金公司和年金保险公司所拥有的长寿风险从其所有的资产风险中“剥离”出来，经过分解重组成为在资本市场上可以独立交易的金融工具。目前，随着老龄化问题的日渐突出，而现有的长寿风险管理方案受到风险偏好和资金规模限制，很难满足规模巨大的养老资产长寿风险的管理需要。因此，作为应对长寿风险的创新型解决方案，长寿债券受到越来越多的关注。

7.1.2　分类

近年来，长寿风险债券作为管理长寿风险的重要金融创新工具，在设计与实践中取得了突破性进展，不断涌现出新的长寿风险债券产品。其债券产品大致可以从受险主体、利息支付方式、运行机制三个方面来进行分类。

首先，长寿风险债券按照受险主体的不同，可以分为本金有风险和利息有风险两类。本金有风险的长寿风险债券的投资者可能会因为死亡率及相关事件的发生损失部分或者全部的本金，而利息的支付会按照固定利率或浮动利率来确定；利息具有风险的长寿债券的主要代表是EIB/BNP长寿风险债券，其特点是债券投资者的本金并不会受到损失，但债券的利息支付将会随着实际死亡率的变化而变化，投资者会因死亡率指数超出某一约定值而损失部分或全部利息。

此外，长寿风险债券按照债券利息支付方式的不同，分为固定息票和浮动息票长寿风险债券。无论死亡率如何，固定息票长寿风险债券的投资者都可以稳定收取固定票息直到长寿风险债券产品提前终止或到期。固定息票长寿风险的特例是零息票长寿风险债券，其特点是在整个债券的生命周期中都不存在利息的支付，一直到债券到期后才有本金的支付，一般来说这种长寿债券的结构会更加复杂。浮动息票长寿风险债券最本质的特点在于，利率在一段时间内会定期地随市场的利率产生浮动，并一直随其市场改变和调整。其中，最为常见的是伦敦银行同业拆借利率和其他各种固定期限的政府债券利率。

7.1.3 运行机制

长寿债券运行机制可以分为连续型和触发型两大类。连续型长寿债券的票息或面值会直接随着死亡率的变动而变动；触发型长寿债券会设定触发机制，其票息或面值会由死亡率是否超过触发阈值所决定。运行机制不仅可以作为对长寿债券进行分类的标准，还能有效说明长寿风险债券的创新发展路程。

（1）连续型

连续型长寿风险债券与一般的资产证券化的运行机制相比有很大的不同，一般的资产证券化债券的发行人是通过将所拥有的资产货币化来进行融资，而连续型长寿风险债券的发行人是相关的投资银行。债券购买者不再是愿意承担风险来获得收益的投资者，而是希望通过资本市场对冲长寿风险的年金保险公司。

连续型长寿债券的证券化过程中，特殊目的机构SPV会以从投资银行处获得的普通债券和其他金融资产进行抵押，并以一定的发行价格发行长寿债券（同时与其他金融机构合作签订长寿互换协议）。之后，年金保险公司会从SPV处以现金购买长寿债券，从而进行长寿风险对冲。在实际操作过程中，长寿债券发行还可能会涉及利率互换和担保增信等其他步骤。

传统的资产证券化会要求发起人自留一部分风险，保证发行人利益与资本市场投资者利益联系在一起，以此来防范发行人的道德风险。但是，连续型长寿风险债券的票息会时刻随着死亡率的变化而变化，因此能够将全部的长寿风险转移到投资者当中去，即长寿风险可以得到完全的对冲。因此，连续型长寿风险债券可能会存在道德风险。并且，由于已有连续型长寿债券SPV上游是需要对冲极端死亡率风险的寿险公司，下游是需要对冲长寿风险的年金保险公司，因此长寿风险还是集中于保险公司中，并没有完全分散到资本市场中去。

（2）触发型

在触发型长寿风险债券的运行中，年金保险公司通常会先与可以合作的特殊目的机构SPV签订合同，SPV通过发行债券将年金保险公司机构的长寿风险转移到资本市场中，并以此从年金保险公司获得保费和从投资者处获得的长寿债券购买费用。债券到期时，如果死亡率低于预先约定值，SPV会先对年金保险公司进行赔付，而后才会以剩下的资金作为投资者利息支付。这样看来，触发型长寿债券会使债券投资人成为长寿风险的最终承担者。

触发型长寿债券运行机制中最为核心的是设定了一个触发机制，即对票息支付规定了一个阈值，设定一个指标作为SPV选择承担风险的范围内的加权死亡率，并将该债券的触发条件设定为实际死亡率超过综合死亡率指数的一定比例。在该机制中，如果在债券到期之时触发条件没有启动，则SPV将向债券投资者支付一定的利息，该利息一般高于银行的利率，以促进投资者进行投资。反之，如果引发了触发机制，则SPV必须先向年金保险公司进行一定的支付用来补偿年金保险公司用于预期死亡率过低而对投保者支付的损失，而后将剩余的部分支付给债券的购买者。由于存在触发机制，触发型长寿债券并不能完全对冲保险公司面临的长寿风险，年金保险公司会自留一部分风险，从而避免了一部分道德性风险。并且，触发型长寿债券的投资者是资本市场上有投资需求的投资者，故触发型长寿债券在市场上的需求量和流动性更大。

7.1.4 定价

长寿风险证券化产品发行的核心问题是对于长寿证券产品的定价。在保险证券化中可以将风险分为两大类，即个体长寿风险和积聚长寿风险。对于个体长寿风险，投资者可以通过对市场产品进行组合配置等方式来进行分散，因此在长寿风险债券的定价中一般只考虑积聚风险的溢价，即长寿风险债券的市场价格就是对积聚长寿风险的定价过程。

对于定价问题，学者们进行了大量的讨论与探索，得出了有价值的研究成果。最为主要的是Wang转换方法，另外还有诸如风险中性定价法、夏普比率定价法等，下面逐一论述：

（1）Wang转换

Wang转换的方法可以通过损失的概率分布转换对风险进行定价，即产生的损失额X大于x的概率，公式表示为$S(x)=\Pr(X>x)$，在这个基础上就可以表示出单因素Wang转换的变形模式：

$$S^*(x)=\phi[\phi^{-1}(S(x))+\lambda] \tag{7.1}$$

其中，ϕ 是标准正态分布的分布函数。

Wang转换的意义在于，产生了一条经过“风险调整”后的“价格曲线”。Wang转换后的分布函数隐含了风险附加，即风险溢价λ反映了保险市场中的积聚风险和公司所持有的不可对冲的风险水平。此外，Wang转换对原有分布进行了风险调整，即经过Wang转换调整后的均匀分布的概率密度随着x的增加而逐渐增加；随x的减小而逐渐减小。并且假如原分布S服从正态分布，那么Wang转换后的分布S^*也服从正态分布，即$\mu^*=\mu+\delta\lambda$，$\delta^*=\delta$。

Wang转换方法通过长寿风险市场价格这一参数，将实际生存率转换成风险调整后的生存率，然后用无风险利率进行贴现，从而可以得到长寿风险证券的定价。其长寿风险价格定价式定义为：$P(X,\lambda)=e^{-rT}\int xdF^*(x)$，其中，债券的死亡率调整密度函数为：$F^*(x)=\phi[\phi^{-1}(F(x))+\lambda]$，$F(x)$ 是根据经验生命表得出的死亡率分布函数，r为无风险利率，λ其中为积聚风险的市场价格。从以上公式中可以根据市场上的长寿风险市场价格、死亡率数据等计算出系统风险的市场价格，从而得到长寿债券的价值。

（2）风险中性

风险中性定价方法由Cox和Ross（1976）首次提出，主要结论是：若在不完全市场中，不存在套利机会，就会至少存在一种风险中性测度用来对证券进行公平定价。通过风险中性定价法，在与利率期限结构和生存概率无关的条件下，若风险中性测度为Q，面值为M的触发型长寿债券的价格可以表示为：

$$V=M[v^T+\sum_{t=1}^{T}v^tE_Q(D_t\mid\Omega_0)] \tag{7.2}$$

其中，v^t为第t年的折现因子，Ω_0为现在可以获得的关于生存概率的信息，t为一定年龄的人生存到t时间的概率，$E_Q(D_t|\Omega_0)$ 表示为D_t在风险测度Q下的条件

期望。

风险中性定价法的核心思想在于：对证券进行定价时，投资者各自的风险偏好水平和期望收益率是无差异的，投资者是风险中性的，在此条件下对现金流量通过无风险利率进行贴现求得现值。

（3）夏普比率

夏普比率定价法是由Milevsky 等（2005）首次提出并被广泛运用的风险调整方法，它反映了单位风险净值增长率超过无风险收益率的程度。夏普比率（SR）是夏普比率定价方法中最重要的参数，它是预先设定好的外生变量，表示承担一项资产所要求的风险溢价。

夏普比率的基本思想是：理性的消费者会倾向持有这样一个投资组合，可以在一定风险水平下使期望报酬率最大化，或在一定期望报酬水平下使风险最小化。即风险投资的收益不会低于无风险投资的收益。

夏普比率的公式为：

$$[E(R_p)-R_f]/\sigma_p \tag{7.3}$$

其中，$E(R_p)$ 为投资组合的预期收益率，R_f是无风险利率，σ_p是投资组合标准差。在公式中除以标准差的目的是进行单位化，表示每单位投资组合的风险所带来的超额回报。

在长寿风险定价的过程中，假设持有长寿风险一方需要得到风险溢价的报酬，那么在这一方会有多个标准差组合，在小样本中的风险已经分散，标准差偏差来自一个假定的死亡率变化过程。

7.1.5 实例

（1）EIB/BNP长寿债券

Blake和Burrows（2001）在其文章中指出，政府应该发行生存债券来帮助年金保险公司转移养老市场上不断增大的长寿风险，这种债券就属于一种连续性长寿债券，其利息率和退休人口与在未来利息支付期间的生存指数有关。

第一支长寿风险债券是由巴黎银行（BNP）设计并由欧洲投资银行（EIB）在2004年所发行的，这支债券由Partner Re提供再保险，其发行期限为25年，初始本金有54亿欧元，初始利息为5亿欧元。EIB/BNP长寿债券运行过程中，有两个互换过程，即欧洲投资银行与法国巴黎银行进行英镑与欧元的利率互换和Partner Re与欧洲投资银行进行的生存互换。英镑与欧元的利率互换会使债券整个运行过程得到欧元的支付；生存互换会使欧洲投资银行向Partner Re支付与预期死亡率相关的固定金额，而Partner Re向欧洲投资银行支付与实际生存概率相关的浮动利息。此外在EIB/BNP长寿债券的运行过程中投资人会向欧洲投资银行支付与债券发行价格挂钩的固定金额，欧洲投资银行会根据生存概率来向债券持有人支付相应的利息。整个过程中，当实际生存概率低于预期生存概率时，欧洲投资银行会获得相应的收益。

然而，这支债券因为本身的一些缺陷，发行不久后就被召回。主要缺陷有六个方面：

第一，证券设计有缺陷。EIB/BNP长寿债券的死亡率指数是基于65岁威尔士和英格兰男性群体的实际死亡率来确定的，这种确定方法对于女性和65岁以上的年金计划参与者来说存在巨大的基差风险，降低了债券对于群体死亡风险的对冲能力。

第二，在债券定价的过程中，包含了风险价格。当欧洲投资银行与法国巴黎银行进行英镑与欧元的利率互换时，会面临信用风险，同时在Partner Re与欧洲投资银行进行生存概率互换时也会面临信用风险。但是，对于这种风险，市场并不能进行有效的计量和定价。

第三，该证券在发行制度上有缺陷。该证券的资本要求高而风险降低少，使得证券占用大量的投资机构资金，从而导致证券的定价偏高，而昂贵的证券会导致市场的需求减少，最终证券的发行量与市场的整体需求不匹配，导致债券发行失败。

第四，对定价的合理性缺乏考虑。EIB/BNP长寿债券是按照LIBOR减去35个基本点折现计算的债券价格，与初级市场的LIBOR减去15个基点，相差20个基点，这样大的价差会引发投资者的担忧，从而导致投资者的意愿下降。

第五，债券发行的透明度不高。对投资者而言，透明度是影响债券购买动机的一大因素，但是EIB/BNP长寿债券的指数和模型设计并没有对外公开，同时也并没有公开专家意见对于债券定价调整的这类因素，这些都会导致投资者对其的信任度降低，从而影响购买动机。

第六，发行规模小，没有形成流动性市场。在EIB/BNP长寿债券的发行前期，EIB并没有对市场需求、投资者意愿等进行调查，没有对产品进行广泛的宣传，从而导致了投资者对这支新型证券持有谨慎态度，妨碍了投资者的投资意愿。

（2）Kortis长寿债券

EIB/BNP长寿债券虽然没有发行成功，但是它对于后期一系列长期证券的开发和设计都具有非常重要的研究和借鉴意义。Lin和Cox通过借鉴带跳跃的长寿债券发行经验，提出了债券票息支付设定某种触发机制的触发型长寿债券。2010年瑞士再保险公司成功发行了一支本金金额为5千万美元的触发型Kortis长寿债券。触发阈值是通过计算“长寿差异指数”（LDIV）来确定的。Kortis长寿债券的LDIV是根据2009—2016年每年英美两国特定标的人群死亡率降低程度的相对差异来计算的。

在Kortis长寿风险债券中，投资者以现金向Kortis资本公司购买了长寿债券，同时瑞士再保险公司与Kortis资本公司签订场外协议，由瑞士再保险公司每年向Kortis资本公司支付一定的年保费；Kortis资本公司将销售长寿债券的所得资金作为抵押资产投资于世界银行所发行的债券，并给予瑞士再保险公司相应的风险保护。在债券到期之前，债券购买者可以在每季度获得年收益为LIBOR+4.72%的票息支付；长寿债券到期时，若LDIV不低于事先预定的阈值，则Kortis资本公司向瑞士再保险公司进行赔付，而长寿债券投资者的债券本金也会产生相应的损失。这只证券利用长寿差异指数对冲不同群体之间的长寿风险，将利息全部基于本金额支付，因此更容易被投资者所接受。

根据上文所列举的实例，我们可以看出触发型长寿债券与连续型债券在运行机制上具有以下几点不同：

一是债券的买家不同。前者买家是市场购买者，用于满足投资需求，后者是年金保险公司，用于进行长寿风险对冲；

二是分散长寿风险效率不同。前者可将长寿风险分散到多个投资者，而后者风险承担者较为单一；

三是对冲长寿风险的程度不同。前者票息会随未来生存率的变动呈阶梯形变化，后者票息会紧随未来生存率变化而变化；

四是债券的资金来源不同。触发型长寿债券资金来源于年金保险公司所缴纳的年保费以及债券投资者的购买资金，后者来源于投资银行的金融资产。

从以上的长寿债券设计可以看出，通过资本市场来对长寿风险进行有效管理还有很大的发展空间，我们在设计长寿债券时应当充分考虑各种因素，如有效期限、信用风险、债券价格、设计理念、风险溢价等，这些都直接影响了投资者的投资态度，从而对证券的发行和定价具有重大的影响。

7.1.6　特点

基于前文讨论，可以总结出长寿债券所具有的特点，首先具有以下优点：

第一，长寿风险债券能够有效管理保险公司所承担的长寿风险。债券的风险目的性较强，风险债券从其诞生开始就只有一个目标，就是为了转移年金保险公司等机构在经营活动中的长寿风险，具有很强的风险针对性。

第二，长寿风险债券增加了寿险业务的开放性。一般来说年金保险公司多数资产流动性都较差，这就使得公司资金运转不良，从而影响公司的承保能力。而寿险风险债券化将公司内部的风险通过债券的形式转移到金融市场上去。这样做就在一定程度上增加了年金保险公司资产的流动性，从而也可以降低资本的交易成本、代理成本和监管成本等，进而使年金保险公司的运作更具有经济效率。从总体上来看，各国的保险公司的资本金方面都存在着或大或小的缺口，这会在一定程度上影响保险业生存和发展，同时降低保险公司的国际竞争力。因此，年金保险公司为了增加国际竞争力，势必要从各种渠道增加其资本金。而现在增加资本金的方法，除了进行股权融资外，通过发行寿险债券化产品也将是一个不错的选择。

长寿风险债券化对寿险公司及对投资者的经济意义主要表现在以下几个方面：

首先，对寿险公司而言，它不但能够改善年金保险公司的财务状况，降低融资成本，同时还能够改善发行者与投资者的信息不对称。

其次，对于投资者而言，其经济意义主要表现在寿险债券化产品能够提供比政府担保债券（如国债）更高的收益率。同时又因为寿险债券化产品是基于自然灾害、死亡率风险和长寿风险等风险因素的，而这类风险与金融风险的相关性很小，因此，投资者在产品组合中加入这类产品，可以更好地分散风险，提高资产组合的效率，从而获得风险利益。同时，债券化还可以将公司的不同业务分离，这意味着不同的风险也跟着一并分离，这样就能更好地满足不同的投资者的需求。

再次，长寿风险债券具有一定的可靠性。长寿风险债券的可行性以及可运作性，必须建立在这一可靠性基础之上，否则不能促进年金保险公司与SPV机构进行合作，同样不可以取信于广大的投资者，若不具有可靠性，整个风险债券管理市场就不能得以成立且运作。可靠性是有其现实基础的，即生存指数是根据国家统计局发布的粗略死亡率计算得到的，首先国家统计局的数据具有权威性，另一方面通过众多精通数据研究人员的一系列模型推导测试，可以进一步地将预测数据无限趋近于实际的数值，从而保证了信息对称，使得投资者避免了保险公司因为操纵报告而使得自己遭受损失。

最后，长寿风险债券可以有效地降低基差风险。所谓基差风险就是因为风险的不匹配，导致了寿险方与特殊目的机构在风险对冲时出现了困难，基差风险往往存在于地域、年龄、性别等因素的结构性差异。但是长寿风险债券在设计时就可以选取本国人口死亡率。正是因为人口死亡率的变化趋势可以与年金支付者的死亡率发展趋势合理匹配，所以可以降低基差风险。

同时，长寿风险债券也具有不足和缺陷。

第一，长寿风险债券由于期限过于漫长，不具有灵活性，无法将长寿风险进行特别好的转移。以实际来说，债券的期限设置一般在30年以上，长寿风险的分散效果则并不是特别显著，使得风险债券并不能被投资者所认可。

第二，长寿风险债券的门槛过高，英镑的面值总额债券使得债券发行价格相应增加，丧失了转移风险成本低的优点，导致了大部分投资因为债券价格过高而无法购买。而长寿风险债券模型中参数风险程度偏高，相比其他相同期限的债券而言，长寿风险债券所产生的不确定性也使众多投资者的信心不足。

7.2 长寿风险互换

长寿风险互换是一项较新的长寿风险市场中证券化成果，该产品最初是由Lin和Cox（2005）借鉴了资本市场利率互换，在长寿债券的基础上进行重新设计并提出的，是一种建立在需要对冲自有长寿风险的保险机构与对长寿风险溢价有投资需求的投资机构之间的场外交易产品。它的起步较晚，直到2008年才发行了第一个长寿互换，但是由于其自身特有优点，发展迅猛，众多投资机构都进行了大额长寿风险互换。相比于长寿风险债券等其他管理工具，长寿风险互换更加简洁，交易成本更低，形式更加多样。

7.2.1 产品概述

Dowd 等（2006）首先提出了普通长寿风险互换概念，简称为长寿互换。长寿互换是针对目标人群长寿风险而建立的协议，其目的是通过互换合约将年金保险公司所承担长寿风险转嫁给其他保险人或资本市场的投资者。在长寿互换合约协议期限内，互换双方会根据目标人群预期生存率和未来实际生存率的差异定期交换现金流，即年金保险公司以当前预期的固定现金流交换投资银行根据未来实际生存率水平决定的浮动现金流。长寿风险互换合约是互惠的双向协议，双方都有意愿且都能从中获利。通过长寿风险互换，年金保险公司交换掉因死亡率变化导致的未来不可预测的现金流，同时获得固定的现金流。

相对于长寿债券，长寿互换有一些明显的优势：首先，长寿互换的运行机制与长寿债券存在明显差异，长寿互换比长寿债券更加灵活。长寿互换是双方基于长寿事件不同看法定期交换现金流的合约，而长寿债券是当长寿事件发生时偿付债券本金或利息给养老保险公司的工具。其次，长寿互换交易更加简洁。长寿互换是非标准化工具，类似于再保险合约，而长寿债券是标准化工具，类似于公司债券。最后，长寿互换成本较低，且形式多样；而长寿债券手续复杂、发行成本高，且形式单一。

7.2.2 分类

长寿风险互换可以从现金流支付方式、存续周期、风险转移方向和运行机制四个方面来进行分类。

首先，长寿风险互换可以根据现金流支付方式不同，将其分为一次性支付的长寿互换和香草长寿互换。一次性支付的长寿互换是指交易的双方在到期后仅需一次支付完成即可。香草长寿互换与一次性支付的长寿互换的运行机制类似，只不过是在支付方式上有所区别。香草长寿互换交易合约的方式是交易双方可以在有效期内多次定期地交换一系列现金流。但其仍然具有与一次性支付相同的地方，即同样是包括了有关预期死亡率的固定支付和有关实际死亡率浮动的随机支付。

其次，长寿风险互换可以按照存续周期的不同，分为非固定期限和固定期限长寿风险互换。非固定期限长寿风险互换，它的本质是特殊目的机构（SPV）对寿险公司的支付与目标人群的生存率挂钩，直到最后目标人群死亡后停止支付。它的特点是其在持续期间并非一个固定的期限，故其具有不确定性。固定期限长寿风险互换，其特点是在整个互换的生命周期中都不存在向寿险公司的支付。一直到了互换到期后才有现金的支付。它的缺点是流动性较差，属于长期证券的一种。

再次，从长寿风险互换的风险转移方向上可以分为再保险性质的长寿风险互换以及非再保险性质的长寿风险互换，再保险性质的长寿风险互换在本质上是将风险转移到了再保险公司，并没有将风险转移到资本市场。非再保险性质的长寿风险互换，是将风险转移到了真正的资本市场，从而更符合与风险管理工具的要求和实质。

最后，长寿风险互换根据运行机制，可以将其分为触发型长寿风险互换和普通的长寿风险互换。所谓触发型长寿风险互换最为核心的是具有一个触发机制，设定一个指标作为保险业选择承担风险的范围内的加权死亡率，并将该风险互换的触发条件设定为实际死亡率超过综合死亡率指数的一定比例。在该机制中约定，如果在长寿风险互换到期之前触发条件没有启动，则SPV将向投资者支付一定的利息，该利息一般高于银行的利率，否则不能诱使投资者进行投资。反之，如果引发了触发机制，则SPV必须先向寿险公司进行一定的支付用来补偿寿险公司由于预期死亡率过低而对投保者支付的损失，而后将剩余的部分支付给资本市场中的投资者。所谓普通的长寿风险互换是最为常用的风险互换机制，即双方进行约定合约从而各自交互现金流。

7.2.3 运行机制

长寿互换（Longevity Swaps）是针对目标人群潜在长寿风险的双方协议。互换双方约定在协议到期前，基于目标人群未来实际生存率和预期生存率之间的差异而定期交换现金流。Lin和Cox（2005）借鉴长寿债券现金流的触发机制，首先提出了带触发机制的长寿互换。他们将养老保险公司发行长寿债券期初支付的费用按一定期限分摊，得到一笔固定的现金流。而投资银行则是依据每年实际的生存率与事先约定好的触发阈值来计算所需支付的现金流。然后养老保险公司与投资银行交换之间的现金流，这就是固定支付与浮动支付组成的长寿互换。在Lin和Cox（2005）的研究基础上，Dowdetal（2008）提出了详细的长寿互换，如图7–1所示：

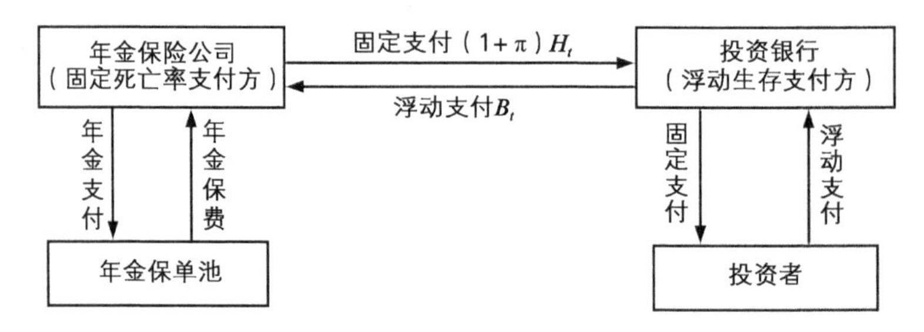

图7–1　长寿互换的运行机制

年金保险公司作为长寿风险的对冲者，参照生命表对目标人群生存率的预期，向投资银行支付固定现金流（$1+\pi$）H_t。投资银行作为中介机构，参照的是目标人群真实的生存率，每年向年金保险公司支付浮动现金流B_t。值得注意的是H_t是生存人数，是根据人口死亡率统计表得到的预期死亡率，依据人群年龄的不同而改变。π为互换价格，是根据实际的长寿风险计算得到的。

假设养老保险公司对每个年金领取人每年支付金额m，互换协议签订初期，保单池的x岁的人数为l_x，t年后保单池的年金领取人数为l_{x+t}。所以，养老保险公司在保险市场上每年共需支付给保单受益者$l_{x+t}m$。在不存在基差风险的情况下，因为l_{x+t}表示当年的实际生存人数，所以$B_t=l_{x+t}m$也就是投资银行所需支付的实际浮动现金流。为了支付的简化，互换双方还可以依据每年的净现金流来进行支付。考察每年固定现金流（$(1+\pi)H_t$与B_t的大小关系，如果（$(1+\pi)H_t$大于B_t，则养老保险机构将向投资银行支付净现金流（$(1+\pi)H_t-B_t$。如果（$(1+\pi)H_t$小于B_t，则投资银行向养老保险机构支付净现金流$B_t-(1+\pi)H_t$，则在该年的互换净现金流为零。若同时考虑养老保险公司在保险市场的原始业务和资本市场上的长寿互换业务，养老保险公司每年的总净现金流为：

$$-(1+\pi)H_t+B_t-l_{x+t}*m=-(1+\pi)H_t \tag{7.4}$$

即每年养老保险公司依据生命表的数据支付年金，而不是依据保单池实际生存人数支付。因为（$(1+\pi)H_t$只与生命表有关，在签订互换协议确定互换价格π后便可确定。这样，养老保险公司虽然付出一定代价（互换价格π)，但也确定了总现金流，将长寿风险转移到资本市场。从业务的损益上看，如果在某段时间内业务保单中的目标人群实际寿命高于预期水平，养老保险机构虽然在原始保险市场上会遭受损失，但是因签订了长寿互换，又会从投资银行处获得收益弥补损失。

所以，量身定做的长寿互换在帮助养老保险公司管理长寿风险上是十分有效的。但是在整个互换机制中养老保险公司在长寿互换中存在基差风险。浮动现金流参照的实际生存率，如果是保单池的目标人群的真实生存率，则互换价格π难以在协议签订时确定。如果与市场指数挂钩，市场同期的生存率水平难以准确反映保单池真实生存率，使得B_t不等于$l_{x+t}\times m$。因此，如何控制和度量基差风险是长寿互换发展必须解决的障碍。

7.2.4　定价

在长寿风险互换价格方面，国内外学者进行了众多的实践和研究，最为主要是Wang转换方法，另外还有诸如风险中性定价法、夏普比率定价法等，下面逐一论述：

(1) Wang转换方法

长寿互换的定价实质上是在一定的生存率随机模型的基础上根据未来可能出现的长寿风险计算π的过程。Wang转换方法是由Wang(2000）首先提出并运用于定价，实现了不完全市场的长寿债券定价。Wang(2000）假定$F_t(y)=\Pr(Y\leqslant y)$是随机变量的累计概率分布函数，$0\leqslant F_t(y)\leqslant 1$，生存率在第$t$年的随机分布为$S(t)$，表示存活$t$年的概率，故其累计的概率分布函数为：

$$F_t(y)=\Pr(S(t)\leqslant y) \tag{7.5}$$

生存累计概率分布函数在Wang 转换后变为：

$$\widetilde{F}_t(y)=\phi(\phi^{-1}(F_t(y))+\lambda) \tag{7.6}$$

其中$\phi(x)$是标准正态分布的累计概率分布函数，λ是风险的市场价值。根据年金的市场价格进行计算。因此生存率$S(t)$在Wang转换后在等价鞅测度Q下的期望值为：

$$E_Q[S(t)]=\int_0^1(1-\widetilde{F}_t(y))dy=\int_0^1(1-\phi(\phi^{-1}F_t(y))+\lambda)dy \tag{7.7}$$

假设养老保险公司在t_0年向年龄为x_0的人群发售了M份年金，每份年金每年固定支付1元，根据前文所述长寿互换运行机制，从养老保险公司的角度上看，将长寿互换于发行年的公允价值定为：

$$LS_0=l_{x_0,t_0}\sum_1^T PV_{x_0+t}q_{x_0}^r-l_{x_0,t_0}(1+\pi)\sum_1^T PV_{x_0+t}q_{x_0}^r \tag{7.8}$$

当LS_0=0时，可以求得互换价格π：

$$\pi=\frac{\sum_1^T PV_{x0+t}q_{x0}^r}{\sum_1^T PV_{x0+t}q_{x0}^r}-1 \tag{7.9}$$

通过式子求解互换价格π的关键在于计算Wang转换后的生存率期望值，但是$S(t)$服从线性的对数正态分布，解析计算是难以实现的，主要以蒙特卡罗算法计算$E_Q[S(t)]$。

（2）风险中性

根据金融经济学理论，在一个非完全的市场上，若不存在套利机会，那么至少存在一种确定证券价格的风险测度，这就是风险中性测度。假设在零时刻发行的生存债券，在时刻t对投资者的支付回报为S_t，S_t表示的是年龄为x岁的人从零时刻生存到t时刻的概率。则该生存债券在零时刻的价格为：

$$V(LB)=\sum_{t=1}^T D_0^t E_Q(S_t\mid\Omega_0) \tag{7.10}$$

上式中Ω_0为零时刻的死亡率有关信息，$E_Q(S_t\mid\Omega_0)$表示的是在风险中性测度Q下的S_t的期望值，D_0^t为折现因子。

在定价方法中，不仅要考虑模型的适用性和匹配性，还要考虑实际的可行性，长寿互换是在不完全市场上开展的，相对而言，风险中性方法多为虚拟的或理论上的测度，现实效果和实际应用无法得到验证，且生存率计算的复杂性得不到充分体现，这就使得风险中性定价方法只能有限使用。

（3）夏普比率

Loeys（2007）提出夏普比率定价法对长寿风险进行定价，其方法类似于资本市场中的风险中性定价法。方法中最重要的参数是夏普比率（*SR*），其本质上与Wang转换定价法中的市场风险价格λ相同，是承担一项资产的市场风险所要求的风险溢价的标尺。该方法事先选定一个夏普比率，然后通过假设来决定一个向前的长寿风险溢价。通常，风险溢价跟潜在风险的大小、其他资产的相关性大小成正比，与资产的流动性则成反比。由于风险溢价只跟长寿互换的现金流发生时间有关，并随时间不同而不同，因此风险溢价参数可等价于未来实际死亡率与预期死亡率之差跟预期死亡率的比值。

夏普比率公式如下：

$$SR=\frac{E(R)}{\sigma}=\frac{(q_e-q_f)\ /t}{\sigma_q\times q_e} \tag{7.11}$$

$$q_f=(1-SR\times t\times\sigma_q)\times q_e \tag{7.12}$$

其中，上式中$E(R)$指未来每年预期的回报额，q_e是预期死亡率，q_f指未来的实际死亡率，t指实现回报的年份，σ_q指死力。因此风险溢价参数可等价于未来实际死亡率与预期死亡率之差跟预期死亡率的比值，即由于风险溢价只跟长寿互换的现金流发生时间有关，并随时间不同而不同。

夏普比率定价法与Wang转换定价法相比在计算方法上更为简便。但是，由于在定价中SR值和σ_q计算区间的确定具有主观性，因此会对互换溢价π的计算结果造成不利影响。

7.2.5 实例

长寿风险互换自从被提出来以后便得到了迅猛发展。2008年7月J. P. 摩根向加拿大寿险公司发行了第一笔长寿互换合约，该长寿互换合约的面值为5亿英镑，有效期40年。继第一笔长寿互换合约以后，长寿互换市场进一步扩大，全球进行了多笔长寿互换交易。2014年7月英国资本市场发行了一支面值规模高达160亿英镑的长寿互换合约，这一合约的对冲是英国电信养老计划年金基金，中介机构是英国保诚集团。此外，再保险性质长寿互换作为长寿互换的另一种产品也具有转移长寿风险的现实作用。2007年4月发行了第一笔再保险性质长寿互换，交易双方为瑞士再保险和英国寿险公司，其长寿风险来自英国寿险公司在2001—2006年签订的包含7

万余人、总额为17亿英镑的养老金合约。再保险性质的长寿互换并非真正的资本市场工具，其风险转移的作用也仅限用于再保险公司。

7.2.6 特点

基于前文讨论，可以总结出长寿互换所具有特点：

第一，投资银行等金融机构对长寿互换青睐有加。积聚长寿风险是因为人群的死亡率降低导致未预期的寿命延长引起的，而长寿互换是基于人群寿命延长发展而来的衍生品，与资本经济的运行无显著联系，和市场上的各种金融工具相关性较低，所以在资本市场中，可以利用长寿互换分散原先投资组合的系统性风险。而且，投资银行在与保险公司进行长寿互换后，可以通过发行死亡类债券，将长寿风险转移给投资者，既可以实现对冲也能获得利润。

第二，长寿互换这类场外交易合约可以配合长寿债券等对冲工具对养老保险机构的长寿风险进行管理。养老保险公司可以综合利用长寿互换和长寿债券各自的优点来实现整体的流动性、灵活性和风险管理能力等。因为长寿债券等标准化合约流动性强，以死亡率或生存率为指数，增加市场的个人与机构参与者，有利于迅速反馈信息达到强有力的竞争。而长寿互换等非标准化合约设计灵活，可以根据对冲者需求量身定做，并能有效降低基差风险。二者的配合既能提高市场的透明度又能分散风险提高配置效率。

第三，长寿互换优化了养老保险公司的风险管理的决策：(1) 不同年龄段的人群对年金产品的需求各不相同，长寿互换可以帮助养老保险公司了解各个年龄段的风险暴露，从而更好地对死亡率期限结构进行调整；(2) 各个国家和地区之间人群的死亡率相关程度较低，跨地区的长寿互换产品能很好地协调整个国家的长寿风险，有利于多元化管理。所以，市场上的金融机构对长寿互换广泛关注。

7.3 长寿风险远期

长寿风险远期合约和长寿风险债券、长寿风险互换一样，都是以对冲长寿风险为目的而设计的，它们对转移长寿风险都具有针对性作用。基于长寿风险远期合约可以创造出更加复杂的长寿风险对冲衍生品，有助于提高长寿风险市场的流动性。因此长寿风险远期合约在国际保险市场上受到越来越多的运用和关注。

7.3.1 产品概述

远期合约是一种起源于20世纪80年代，可以进行金融资产交易和实物商品交易的资产保值工具。远期合约的具体内容是会根据交易双方所承诺在未来某一时间按照约定价格买卖一定数量的某种实物商品或金融资产的合约。在合约中，交易双方会对未来交易结算交割时间、交易的商品、交易中采用的金融工具以及交易价格进行约定。一份远期合约通常包括：(1) 标的资产，可以为实物商品或金融资产。(2) 合约的买卖方，一般将买入标的的交易方叫作合同的买方，也叫多头方；出售标的资产方为交易的卖方，也叫空头方。(3) 远期交割日期，是在合约签订时确定的未来某一时间。(4) 标的资产的远期价格，是合约中约定的在交割日标的资产的交割价格。

长寿风险远期合约是针对长寿风险而设计的金融衍生工具。合约双方通过固定预期死亡率与真实死亡率之间的差额进行现金流交换，以此转移自身承担的长寿风险或极端死亡率风险并实现风险对冲。与长寿风险债券和死亡率互换相比，长寿风险远期合约具有成本低、灵活性高、拓展性强以及透明度好等优势，因此具有巨大的潜在市场。

7.3.2 分类

根据交易对手在远期合约中所约定的死亡率交换方向不同，远期合约可以分为基于长寿风险和基于极端死亡率风险两种类型。

(1) 基于长寿风险的远期合约

基于长寿风险的合约的交易双方分别为固定死亡率的支付方和浮动死亡率的支付方。在合约到期日时，固定死亡率支付方会根据面值以及固定死亡率来计算支付的固定现金额（面值 × 100 × 1.2%），而作为浮动死亡率支付方，会在到期日时根据特定死亡率指数与面值来计算赔付金额（面值 × 100 × 实际死亡率）。因此，如果长寿风险发生，即在到期日时实际死亡率低于约定固定死亡率，固定死亡率支付方会向浮动死亡率支付方支付净偿付金额。因此，浮动死亡率支付方因为长寿风险的发生导致年金的偿付压力的增加，可以通过与固定死亡支付方的远期合约偿付进行对冲缓解。反之，如果长寿风险没有发生，即实际死亡率大于固定死亡率时，浮动死亡率支付方需要向固定死亡率支付方支付赔付金额。上述的合约过程可以通过公式表示为：

$$NPA(T)=B\times[q_{realized}(T)-q_{fixed}(T)] \tag{7.13}$$

其中，$NPA(T)$ 为远期合约在T时的净偿付额（Net Payoff Amount，NPA），B为合约名义面值，$q_{fixed}(T)$ 为到期时合约双方所约定的0至到期T时刻的“固定死亡率”水平，$q_{realized}(T)$ 是到期时“实际死亡率”水平。从公式可以看出：当$NPA(T)$为正时，由养老基金向J. P.摩根支付净现金额；当$NPA(T)$ 为负时，由J. P. 摩根向养老基金支付净现金额；当$NPA(T)$ 为0时，远期合约在T时刻净现金流为零。这样，养老基金可以通过长寿风险远期合约来对冲实际死亡率低于固定死亡率，即长寿风险所引发的年金负债额净增加的风险。

（2）基于极端死亡率风险的远期合约

基于极端死亡率风险的远期合约与基于长寿风险的远期合约在运行机制和合约形式上基本是一致的。但是，从长寿风险的对冲风险标的来看，两者又有不同。基于极端死亡率风险的远期合约对冲的是寿险公司所面临的实际死亡率高于预期的固定死亡率的极端死亡率风险，而基于长寿风险的远期合约对冲的是年金保险公司所面临的长寿风险。此外，这两种合约的支付方是相反的。在基于极端死亡率风险的远期合约中，浮动死亡率的支付方是基于长寿风险远期合约中的固定死亡率的支付方。基于两种合约的偿付情况相反，两种合约的公式方向也是相反的，因此，根据上文基于长寿风险远期合约的赔付公式，基于极端死亡率风险的远期合约的赔付公式可以表示为：

$$NPA(T)=B\times[q_{fixed}(T)-q_{realized}(T)] \tag{7.14}$$

式（7.14）中各参数含义与上文相同，$NPA(T)$ 表示基于极端死亡率风险的远期合约在T时的净偿付额。当$NPA(T)$ 为正时，由固定死亡率支付方向浮动死亡率支付方净偿付额；当$NPA(T)$ 为负时，由浮动死亡率的支付方向固定死亡率的支付方支付净偿付额；当$NPA(T)$ 为0时，远期合约在T时刻净现金流为零。这样，通过远期合约的收益，固定死亡率支付方可以对冲极端死亡率发生时因原始保险市场上的死亡赔付金额增加而带来的损失风险。

7.3.3 运行机制

长寿风险远期合约是一种零息死亡率互换，约定在合约到期时会根据实际死亡率来交换事前约定的固定死亡率。长寿风险远期合约的运行机制为：交易双方签订远期合约，交易双方会按照期初签订的协议交换固定金额K_t（K_t=面值×100×固定死亡率）（也被称为“远期死亡率”，是基于一定的死亡率时间序列模型计算出来的）和浮动金额S_t（S_t=面值×100×浮动死亡率）（根据T时刻的Life Metrics死亡率指数计算出来的）进行现金流互换。在合约到期时，现金流数量以及流动的方向会根据合约双方事先约定的固定死亡率与浮动死亡率的相对水平来决定。在现实中，交易双方为降低风险，在到期日只进行净现金流的交换。

长寿风险远期合约根据死亡率交换方向不同可以分为基于长寿风险和基于极端死亡率两种类型。但是不论是年金保险公司对冲长寿风险，还是寿险公司对冲极端死亡率风险，其合约交易现金流都是根据死亡指数计算得出的。在此过程中，死亡率指数成为长寿风险和极端死亡率风险进行对冲的核心指标。两种合约运行机制大致可以表述为：对冲长寿风险时，如果实际死亡率水平上升，大于预先约定的固定死亡率水平时，固定或远期死亡率支付方可以从实际或浮动死亡率支付方处获得净赔付对冲向寿险保单持有人所支付的死亡赔偿；当对冲极端死亡率风险时，在到期时若实际死亡率水平下降，小于事先合约中约定的固定死亡率时，则实际或浮动利率死亡率支付方会获得固定或远期死亡率支付方的赔付，并以此来对冲向年金受益人或养老金领取人支付的金额。

7.3.4 定价

长寿风险远期合约是否可以成功发行的关键因素是其定价是否合理，因为只有价格可以正确反映合约双方在现金流交换过程中的收益与风险，才会形成有效的市场需求。但是，由于市场的不完全性，传统的资本资产定价模型与无套利方法并不适用长寿风险远期合约的定价。目前，国内外学者对长寿风险远期合约定价方法主要是风险中性法（参见7.1.4和7.2.4，以及Milevsky和Promislow，2001；Cairns，2006）。

7.3.5 实例

长寿风险远期合约一个主要的实例是q远期合约，2006年J. P.摩根和XYZ养老基金签署了一份基于长寿风险的远期合约。q远期合约是基于J. P.摩根发布的LM（Life Metric）死亡率指数建立的作为用于对冲长寿风险和死亡风险的一种资本市场金融衍生工具。其名称中的“q”是来源于保险精算中常用于表示死亡率水平的字母“q”。q远期合约是基于长寿风险互换而发展起来的，合约中约定双方会按照特定人群的实际死亡率指数和现期某一固定死亡率指数来进行风险互换。如果长寿风险发生，即在到期日时实际死亡率低于约定固定死亡率，J. P.摩根会向XYZ养老基金支付净偿付金额。因此，XYZ养老基金因为长寿风险的发生导致年金的偿付压力的增加可以通过与J. P.摩根的远期合约偿付进行对冲缓解。反之，如果长寿风险没有发生，即实际死亡率大于固定死亡率时，XYZ养老基金需要向J. P.摩根支付赔付金额。其类似于在合同到期日交易双方交换一个固定金额的零票息互换合同，并且是一方支付固定现金流，另一方支付浮动的现金流，因此q远期合约还可以被认为是长寿互换的特殊形式。

2008年1月，J. P.摩根和英国养老基金Lucida首次在资本市场运用q远期作为对冲长寿风险工具使用，这使得远期成为以对冲死亡率风险为目的新型金融衍生工具。2011年，英国Pall养老基金与J. P.摩根使用q远期合约来对养老基金未退休人员长寿风险进行对冲。由此看来，q远期合约作为对冲死亡率风险的金融衍生工具在提高资本市场风险转移机会和市场效率方面具有巨大潜能。

7.3.6 特点

远期合约作为长寿风险互换的一种特殊形式，其特点与长寿风险互换有很大的相似性。其优点有：首先，长寿风险远期合约作为一种对冲长寿风险的产品，其风险标的是基于特定机构编制的标准化死亡率指数所确定的，因此可以充分利用资本市场的流动性，加强信息的公开透明性，提升交易双方在未来偿付时的反应速度，有利于投资者对不同合约进行比较选择。其次，长寿风险远期合约可以组合成多种金融产品，通过对不同年龄组人群面临的死亡率风险建立适当的长寿风险远期合约来对死亡率风险进行对冲，这样一来它的适用覆盖面更加广泛，可以用于参与人寿保险人数众多的社保管理机构。最后，长寿风险远期合约作为一种基本的金融衍生工具，在其基础上可以灵活发展出其他寿险风险管理产品，为完善资本市场寿险产品多样性提供更多可能。

长寿风险远期合约作为证券化产品，也存在这样一些缺点：首先，以特定人群进行长寿风险远期互换合约可能会由于死亡率指数与年金保险公司自身的死亡率指数不相同而导致基差风险的出现。其次，长寿风险远期合约是基于特定人群死亡率指数设计的，而不同人群死亡率是不同的，因此每份长寿风险远期合约差异较大，给远期合约的流通造成了很大的不便，流动性较差。最后，由于长寿风险远期合约是一种场外交易，而远期合约的市场监管水平较低，无法对长寿风险远期互换合约进行有效的监管，因此远期合约的违约风险较高。

7.4 长寿风险证券化产品异同点比较

用来转移长寿风险的证券化产品主要有长寿风险证券、长寿风险互换和长寿风险远期合约，这三种证券化产品中存在共同点与不同点。

7.4.1 共同点

首先，长寿风险债券、长寿风险互换以及长寿风险远期合约都是以对冲长寿风险为目的而设计的，这几种证券化产品对长寿风险都具有针对性，它们对长寿风险的转移效果都是显著的。

其次，长寿风险债券、长寿风险互换和长寿风险远期合约都是场外交易。长寿风险债券是具有特殊目的的公司（SPV）通过私募市场进行发行的，其投资者可以在OTC市场上对债券进行转让。长寿风险互换和长寿风险远期合约都是私下磋商，交易过程中不需要SPV的参与，只需要互换双方进行信用评级，因此具有交易成本低的优势，在调整风险头寸上具有优势。

最后，长寿风险债券、长寿风险互换和长寿风险远期合约在产品流动性、搜寻成本以及定价方法上都有其局限性。在产品流动性方面，这些证券化产品由于所依据的特定人群死亡率会在不同群体之间存在差异性，因此很难进行转让，产品流动性较差；在产生成本方面，这三种长寿风险证券化产品都会因为证券市场机构的专业性以及信息不对称性产生搜寻成本，从而导致投资者无法准确掌握长寿风险证券化产品的结构以及定价模型，造成长寿风险证券化市场发展相对缓慢；在定价方法方面，由于长寿风险的厚尾特征，无法使用传统的资本资产定价方法，因此主要使用Wang转换定价法、风险中性法以及夏普比率定价法等不完全市场定价法，定价方法较为局限。

7.4.2 不同点

长寿风险债券、长寿风险互换以及长寿风险远期合约的不同点主要体现在运行机制、基差风险以及产品的交易成本和灵活性方面。

在运行机制上，长寿风险债券是公开发行的资本债券，其通过债券在私募市场上获得资金，同时通过标准化合约对债券的票息和本金进行规定。长寿风险互换和长寿风险远期合约则是通过私下磋商，根据特定人群的预期死亡率来交换一系列固定和浮动的现金流。

在基差风险上，长寿债券和长寿风险远期都是基于目标人群的死亡率指数来发行的，如果产品设计不能恰当体现死亡率变动，就会有产生基差风险的可能性。对于长寿风险互换来说，其产品设计是基于互换发起机构的生产率指数为标的，可以有效防范基差风险。

在交易成本上，因为长寿风险互换和长寿风险远期合约产品一般是场外交易，互换双方在磋商后可以不需要通过中介直接进行交易。而长寿风险债券发行要支付高额的中介费用，按照标准化合约经过一系列流程，故长寿债券的交易成本普遍要比长寿互换产品和长寿远期合约产品要高。

参考文献

蔡正高，王晓军，2009. 对长寿风险及其债券化的探讨 [J]. 统计教育，04：3-6.

陈可，2010. 人民币利率互换定价与分析实证研究 [M]. 华南理工大学.

陈志国，2008. 欧盟保险偿付能力Ⅱ改革的最新进展 [J]. 保险研究，09：88-92.

杜鹃，2008. 长寿风险与年金保险研究 [J]. 金融发展研究，06：70-73.

段白鸽，2019. 长寿风险对寿险和年金产品定价的对冲效应研究[J]. 保险研究，(4) 85-101.

韩猛，王晓军，2010. Lee-Carter模型在中国城市人口死亡率预测中的应用与改进 [J]. 保险研究，10：3-9.

胡仕强，2015a. 基于Lee-Carter模型和王变换方法的长寿债券定价研究 [J]. 商业研究，10：82-88.

胡仕强，2015b. 基于贝叶斯MCMC方法的我国人口死亡率预测 [J]. 保险研究，10：70-83.

黄顺林，王晓军，2010. 加入出生年效应的死亡率预测及其在年金系数估计中的应用 [J]. 统计与信息论坛，05：81-86.

黄顺林，王晓军，2011. 基于VaR方法的长寿风险自然对冲模型[J]. 统计与信息论坛，02：48-51.

贺磊，马昕，2021. 死亡率模型选择下职工基本养老保险的长寿风险估算 [J].保险研究，06：99-113.

贺磊，林琳，2021. 基于Coupula_AR(n)-LSV的死亡率建模及长寿风险度量 [J].应用概率统计，01：26-36.

姜山，2010. 基于死亡风险下的联合养老金基金 [M]. 华东师范大学.

金博轶，2012. 动态死亡率建模与年金产品长寿风险的度量：基于有限数据条件下的贝叶斯方法 [J]. 数量经济技术经济研究，12：124-135.

金博轶，2013. 随机利率条件下保险公司长寿风险自然对冲策略研究[J]. 保险研究，05：31-38.

李志生，刘恒甲，2010. Lee-Carter死亡率模型的估计与应用：基于中国人口数据的分析 [J]. 中国人口科学，03：46-56，111.

刘会成，2019.不确定性理论框架下长寿风险证券化定价模型研究 [D].华北电力大学

（北京）.

卢仿先，尹莎，2005. Lee-Carter方法在预测中国人口死亡率中的应用 [J]. 保险职业学院学报，06：9-11.

穆怀中，李辰，2020，长寿风险对城镇职工基本养老保险个人账户收支平衡的冲击效应 [J]. 人口与发展，06：2-12，51.

钱进，2019. 基于Lee-Carter模型和单因子王变换的长寿债券定价研究 [D]. 华北电力大学（北京）.

尚勤，秦学志，张悦玫，等，2012. 基于Copula函数和王变换的巨灾死亡率债券定价研究 [J]. 大连理工大学学报，01：139-145.

尚勤，张国忠，胡友群，等，2013. 基于Cameron-Martin-Girsanov理论的长寿债券定价模型 [J]. 系统管理学报，04：472-476，486.

田今朝，2007. 高年龄段死亡率模型研究 [J]. 保险研究，04：53-57.

田梦，邓颖璐，2013. 我国随机死亡率的长寿风险建模和衍生品定价 [J]. 保险研究，01：14-26.

王洁丹，朱建平，付荣，2013. 函数型死亡率预测模型 [J]. 统计研究，09：87-93.

王晓军，蔡正高，2008. 死亡率预测模型的新进展 [J]. 统计研究，09：80-84.

王晓军，黄顺林，2011. 中国人口死亡率随机预测模型的比较与选择 [J]. 人口与经济，01：82-86.

王晓军，米海杰，2013. 中国人口死亡率改善水平比较分析 [J]. 统计研究，02：58-63.

王晓军，任文东，2012. 有限数据下Lee-Carter模型在人口死亡率预测中的应用 [J]. 统计研究，06：87-94.

建王旭，邱华龙，2011. 变额年金在我国的应用及风险管理探讨 [J]. 保险研究，11：72-77.

王志刚，王晓军，张学斌，2014. 我国个人年金长寿风险的资本要求度量 [J]. 保险研究，03：20-32.

谢世清，2011. 长寿风险的创新解决方案 [J]. 保险研究，04：70-75.

谢世清，2014. 长寿债券的运行机制与定价模型 [J]. 财经理论与实践，02：35-39.

谢世清，姚维佳，2014. 寿险证券化的发展动态分析 [J]. 中央财经大学学报，01：28-33.

谢世清，赵仲匡，2014. q远期合约：寿险风险管理的新工具 [J]. 证券市场导报，03：67-71.

肖鸿民，赵弘宇，马海飞，2020. 中国人口死亡率建模比较及长寿风险度量[C]. 经济数学，04：11-18.

张颖，黄顺林，2010. 基于随机死亡率与利率模型下的生存年金组合风险分析 [J]. 系统工程，09：15-19.

赵明，王晓军，2015. 基于GlueVaR的我国养老金系统长寿风险度量[J]. 保险研究，03：13-23.

祝伟，陈秉正，2008. 个人年金产品蕴含的长寿风险分析：生命表修订的启示 [J]. 保险研究，03：56-58+20.

祝伟，陈秉正，2012. 动态死亡率下个人年金的长寿风险分析 [J]. 保险研究，02：21-28.

赵明，米海杰，王晓军，2019. 中国人口死亡率变动趋势与长寿风险度量研究[C]. 中国人口科学，03：67-79，127.

赵明，王晓军，2020. 多人口随机死亡率模型研究：理论方法与进展综述[J].统计研究，07：30-41.

ANTOLIN P，BLOMMESTEIN H J，2007. Governments and the market for longevity-indexed bonds.

ARO H，PENNANEN T，2011. A user-friendly approach to stochastic mortality modelling [J]. European Actuarial Journal，2：151-167.

BAUER D，B RGER M，RU J，2010. On the pricing of longevity-linked securities [J]. Insurance：Mathematics and Economics，1：139-149.

BAUER D，WEBER F，2007. Assessing Investment and Longevity Risks within Immediate Annuities [J]. Discussion Papers in Business Administration，1.

BIFFIS E，BLAKE D，2010. Securitizing and tranching longevity exposures [J]. Insurance：Mathematics and Economics，1：186-197.

BLAKE D，BURROWS W，2001. Survivor Bonds：Helping to Hedge Mortality Risk [J]. The Journal of Risk and Insurance，2：339-348.

BLAKE D，CAIRNS A，COUGHLAN G，et al. 2013. The New Life Market [J]. Journal of Risk and Insurance，3：501-558.

BLAKE D，CAIRNS A，DOWD K，et al. 2006a. Longevity Bonds：Financial Engineering，Valuation，and Hedging [J]. Journal of Risk and Insurance，4：647-672.

BLAKE D，CAIRNS A J G，DOWD K，2003. Pensionmetrics 2：stochastic pension plan design during the distribution phase [J]. Insurance: Mathematics and Economics, 1: 29-47.

BLAKE D, CAIRNS A J G, DOWD K, 2006b. Living with Mortality: Longevity Bonds and Other Mortality-Linked Securities [J]. British Actuarial Journal, 01: 153-197.

BLAKE D, DOWD K, CAIRNS A J G, 2008. Longevity risk and the Grim Reaper's toxic tail: The survivor fan charts [J]. Insurance: Mathematics and Economics, 3: 1062-1066.

BONGAARTS J, FEENEY G, 2002. How long do we live? [J]. Population and Development Review, 1: 13-29.

BOOTH H, MAINDONALD J, SMITH L, 2002. Applying Lee-Carter under conditions of variable mortality decline[J]. Popul Stud (Camb), 3: 325-336.

BROUHNS N, DENUIT M, VERMUNT J K, 2002. A Poisson log-bilinear regression approach to the construction of projected lifetables [J]. Insurance: Mathematics and Economics, 3: 373-393.

CAIRNS A J G, BLAKE D, DOWD K, 2006. A Two-Factor Model for Stochastic Mortality with Parameter Uncertainty: Theory and Calibration [J]. Journal of Risk and Insurance, 4: 687-718.

CHAN W-S, LI J S-H, LI J, 2014. The CBD Mortality Indexes: Modeling and Applications [J]. North American Actuarial Journal, 1: 38-58.

CHEN K, LIAO J, SHANG X, et al. 2009. "A Quantitative Comparison of Stochastic Mortality Models Using Data from England and Wales and the United States, " Andrew J. G. Cairns, David Blake, Kevin Dowd, Guy D. Coughlan, David Epstein, Alen Ong, and Igor Balevich, Vol. 13, No. 1, 2009. North American Actuarial Journal [J]. 4: 514-520.

CHEN Z, PELSSER A, PONDS E, 2014. Evaluating the UK and Dutch defined-benefit pension policies using the holistic balance sheet framework [J]. Insurance: Mathematics and Economics, 0: 89-102.

CHUANG S-L, BROCKETT P L, 2014. Modeling and Pricing Longevity Derivatives Using Stochastic Mortality Rates and the Esscher Transform [J]. North American Actuarial Journal, 1: 22-37.

COSSETTE H, DELWARDE A, DENUIT M, et al. 2007. Pension Plan Valuation and

Mortality Projection [J]. North American Actuarial Journal, 2: 1-34.

COUGHLAN G, EPSTEIN D, SINHA A, et al. 2007. q-forwards: Derivatives for transferring longevity and mortality risks [J]. JPMorgan Pension Advisory Group, London, July.

COWLEY A, CUMMINS J D, 2005. Securitization of life insurance assets and liabilities [J]. Journal of Risk and Insurance, 2: 193-226.

COX S H, LIN Y, 2007. Natural hedging of life and annuity mortality risks [J]. North American Actuarial Journal, 3: 1-15.

CURRIE I, 2006. Smoothing and forecasting mortality rates with P-splines [J]. URL http://www.macs.hw.ac.uk/~iain/research/talks/Mortality.pdf.

D'AMATO V, HABERMAN S, PISCOPO G, et al. 2012. Modelling dependent data for longevity projections [J]. Insurance: Mathematics and Economics, 3: 694-701.

DE WAEGENAERE A, MELENBERG B, STEVENS R, 2010. Longevity Risk [J]. De Economist, 2: 151-192.

DENG Y, BROCKETT P L, MACMINN R D, 2012. Longevity/Mortality Risk Modeling and Securities Pricing [J]. Journal of Risk and Insurance, 3: 697-721.

DENUIT M, DEVOLDER P, GODERNIAUX A-C, 2007. Securitization of Longevity Risk: Pricing Survivor Bonds With Wang Transform in the Lee-Carter Framework [J]. Journal of Risk and Insurance, 1: 87-113.

DENUIT M M, 2009. An index for longevity risk transfer [J]. Journal of Computational and Applied Mathematics, 2: 411-417.

DOWD K, 2003. Survivor bonds: a comment on Blake and Burrows [J]. Journal of Risk and Insurance, 2: 339-348.

DOWD K, BLAKE D, CAIRNS A J, et al. 2006a. Survivor swaps [J]. Journal of Risk and Insurance, 1: 1-17.

DOWD K, CAIRNS A J G, BLAKE D, 2006b. Mortality-dependent financial risk measures [J]. Insurance: Mathematics and Economics, 3: 427-440.

EIOPA, 2006. Quantitative Impact Study 2 [R/OL]. https://eiopa.europa.eu/publications/qis/insurance/insurance-quantitative-impact-study-2.

EIOPA, 2007. Quantitative Impact Study 3 [R/OL]. https://eiopa.europa.eu/publications/qis/insurance/insurance-quantitative-impact-study-3.

EIOPA, 2008. Quantitative Impact Study 4 [R/OL]. https: //eiopa.europa.eu/publications/qis/insurance/insurance-quantitative-impact-study-4.

EIOPA, 2011. Quantitative Impact Study 5 [R/OL]. https: //eiopa.europa.eu/publications/qis/insurance/insurance-quantitative-impact-study-5.

FUJISAWA Y, LI J S-H, 2012. The Impact of the Automatic Balancing Mechanism for the Public Pension in Japan on the Extreme Elderly [J]. North American Actuarial Journal, 2: 207-239.

GIROSI F, KING G, 2007. Understanding the Lee-Carter mortality forecasting method [J/OL]. (2007-09-14). http: //gking.harvard.edu/files/lc.pdf.

GOMPERTZ B, 1825. On the Nature of the Function Expressive of the Law of Human Mortality, and on a New Mode of Determining the Value of Life Contingencies [J]. Philosophical Transactions of the Royal Society of London: 513-583.

HEIJDRA B J, REIJNDERS L S M, 2012. Economic Growth and Longevity Risk with Adverse Selection [J]. De Economist, 1: 69-97.

HELIGMAN L, POLLARD J H, 1980. The age pattern of mortality [J]. Journal of the Institute of Actuaries, 01: 49-80.

HOLZMANN R, PALMER E, ROBALINO D, 2012. Nonfinancial Defined Contribution Pension Schemes in a Changing Pension World: Volume 2, Gender, Politics, and Financial Stability [M]. World Bank Publications.

HUNT A, BLAKE D, 2014. A general procedure for constructing mortality models [J]. North American Actuarial Journal, 1: 116-138, 1092-1277.

LEE R, 2000. The Lee-Carter method for forecasting mortality, with various extensions and applications [J]. North American Actuarial Journal, 1: 80-91.

LEE R D, CARTER L R, 1992. Modeling and forecasting US mortality [J]. Journal of the American Statistical Association, 419: 659-671.

LEIBLERKOGURE A, KURACHI Y, 2010. A Bayesian approach to pricing longevity risk based on risk-neutral predictive distributions [J]. Insurance: Mathematics and Economics, 1: 162-172.

LI J S-H, 2010. Pricing longevity risk with the parametric bootstrap: A maximum entropy approach [J]. Insurance: Mathematics and Economics, 2: 176-186.

LI J S-H, HARDY M R, 2011. Measuring Basis Risk in Longevity Hedges [J]. North

American Actuarial Journal, 2: 177-200.

LI N, LEE R, TULJAPURKAR S, 2004. Using the Lee–Carter Method to Forecast Mortality for Populations with Limited Data [J]. International Statistical Review, 1: 1751-5823.

MACMINN R, BROCKETT P, BLAKE D, 2006. Longevity Risk and Capital Markets [J]. Journal of Risk and Insurance, 4: 551-557.

MAKEHAM W M, 1860. On the law of mortality and the construction of annuity tables [J]. The Assurance Magazine, and Journal of the Institute of Actuaries, 6: 301-310.

MEYRICKE R, SHERRIS M, 2013. The determinants of mortality heterogeneity and implications for pricing annuities [J]. Insurance: Mathematics and Economics, 2: 379-387.

NAGNUR D N, 1986. Longevity and historical life tables : 1921-1981 (abridged), Canada and the provinces.

OLIVIERI A, 2001. Uncertainty in mortality projections: an actuarial perspective [J]. Insurance: Mathematics and Economics, 2: 231-245.

PERKS W, 1932. ON SOME EXPERIMENTS IN THE GRADUATION OF MORTALITY STATISTICS[J]. Journal of the Institute of Actuaries (1886-1994) , 1: 12-57.

PLAT R, 2009. On stochastic mortality modeling [J]. Insurance: Mathematics and Economics, 3: 393-404.

PLAT R, 2011. One-year Value-at-Risk for longevity and mortality [J]. Insurance: Mathematics and Economics, 3: 462-470.

PURUSHOTHAM M, VALDEZ E, WU H, 2011. Global mortality improvement experience and projection techniques [J]. Society of Actuaries.

RENSHAW A E, HABERMAN S, 2006. A cohort-based extension to the Lee–Carter model for mortality reduction factors [J]. Insurance: Mathematics and Economics, 3: 556-570.

RICHARDS S J, CURRIE I D, RITCHIE G P, 2013. A Value-at-Risk framework for longevity trend risk [J]. British Actuarial Journal: 1-24.

SHANG H L, BOOTH H, HYNDMAN R J, 2011. Point and interval forecasts of mortality rates and life expectancy: A comparison of ten principal component methods

[J]. Demographic Research, 5: 173-214.

STALLARD E, 2006. Demographic Issues in Longevity Risk Analysis [J]. Journal of Risk and Insurance, 4: 575-609.

STEVENS R, DE WAEGENAERE A, MELENBERG B, 2010. Longevity risk in pension annuities with exchange options: The effect of product design [J]. Insurance: Mathematics and Economics, 1: 222-234.

TAN C I, LI J, LI J S-H, et al. 2014. Parametric mortality indexes: From index construction to hedging strategies [J]. Insurance: Mathematics and Economics, 0: 285-299.

WADSWORTH M, FINDLATER A, BOARDMAN T, 2000. Reinventing annuities [M]. Watson Wyatt Partners.

WILLS S, SHERRIS M, 2010. Securitization, structuring and pricing of longevity risk [J]. Insurance: Mathematics and Economics, 1: 173-185.

WILSON C, 2001. On the scale of global demographic convergence 1950–2000 [J]. Population and Development Review, 1: 155-171.

YANG B, LI J, BALASOORIYA U, 2015. Using bootstrapping to incorporate model error for risk-neutral pricing of longevity risk [J]. Insurance: Mathematics and Economics: 16-27.

YANG S S, WANG C-W, 2013. Pricing and securitization of multi-country longevity risk with mortality dependence [J]. Insurance: Mathematics and Economics, 2: 157-169.

YANG S S, YUE J C, HUANG H-C, 2010. Modeling longevity risks using a principal component approach: A comparison with existing stochastic mortality models [J]. Insurance: Mathematics and Economics, 1: 254-270.